清华大众医学丛书

谈癌不色变

人人都能看得懂的防癌手册

KEEP CALM AND BEAT CANCER

叶森 著

清華大學出版社
北京

图书在版编目（CIP）数据

谈癌不色变：人人都能看得懂的防癌手册 / 叶森著. —北京：清华大学出版社，2018
（清华大众医学丛书）
ISBN 978-7-302-48488-2

Ⅰ. ①谈… Ⅱ. ①叶… Ⅲ. ①癌－防治－手册 Ⅳ. ① R73-62

中国版本图书馆 CIP 数据核字（2017）第 230260 号

责任编辑：李 君 王 华
封面设计：罗超霖
责任校对：刘玉霞
责任印制：沈 露

出版发行：清华大学出版社
网 址：http://www.tup.com.cn，http://www.wqbook.com
地 址：北京清华大学学研大厦 A 座 邮 编：100084
社 总 机：010-62770175 邮 购：010-62786544
投稿与读者服务：010-62776969，cservice@tup.tsinghua.edu.cn
质量反馈：010-62772015，zhiliang@tup.tsinghua.edu.cn
印 装 者：北京亿浓世纪彩色印刷有限公司
经 销：全国新华书店
开 本：145mm×210mm 印 张：4.875 字 数：127 千字
版 次：2018 年 9 月第 1 版 印 次：2018 年 9 月第 1 次印刷
定 价：39.80 元

产品编号：073731-01

前言

FOREWORD

在中国，每天会有 1.2 万人被诊断出癌症，有 7500 人因为癌症去世。长期以来，人们谈癌色变，而各种各样与癌症相关的谣言，更是造成了公众恐慌。在实验室里，我主要从事癌症诊断与筛查试剂的研发工作。作为一线科研人员，我感到有责任为人们讲明白癌症：什么是癌症？如何预防癌症？怎样治疗癌症？然而遗憾的是，目前市面上大部分有关癌症的作品过于强调个人抗癌经验，对读者帮助不大；有的甚至还宣传"自然疗法"等非主流、反科学的理念，存在误导读者的嫌疑。我们需要一本真正靠谱、值得信赖的抗癌科普作品，这是我写这本《谈癌不色变：人人都能看得懂的防癌手册》的首要原因。

"人人都能看得懂"是本书的另一大特色。作为子女的最大心愿就是父母身体健康。保持自己身体健康也是我们对家人义不容辞的责任。许多专家的癌症著作固然科学可靠，可是大众很难读懂、读进去，更不要说从中获益了。一篇学术论文可以向全世界报告肿瘤研究的最新进展，可是读者寥寥。而面向公众的科普文章，则能有效地把最新知识广泛传播，给读者带来理念上的转变。在写作本书的过程中，父母和身边的朋友始终是我的第一读者，我也一直把每位读者都放在心上，希望大家都能读得懂、喜欢读。如果广大读者能够从中获益，学会科学地看待癌症、积极预防癌症，本书的目的也就达到了。

本书覆盖了关于癌症最重要，也是我们最想知道的几个方面：什么是癌症，如何预防癌症，怎样治疗癌症，以及我们应当如何科学理性地与癌症共处。既深入浅出地介绍了癌生物学的基础知识，又介绍了科学进步带来的最新疗法，最重要的是本书始终以广大读者为中心，专注于塑造全民自主自律的健康行为、推广健康的生活方式。我希望这些靠谱又实用的抗癌知识能够帮助读者认识癌症、预防癌症、战胜癌症。

作者的野心不止于向读者传播科学可靠的理念，毕竟这是一个被动接受的过程。读者还应在读完本书后，能够举一反三，利用科学精神和批判性思维，主动获取健康知识，识破癌症谣言。这种底气源自我们的知识和理性，更源自人类直面挑战癌症的勇气。更何况，我们已经在与癌症的斗争中取得了诸多胜利。我相信读完本书之后，所有的读者都能底气十足：谈癌不色变！

叶 森

2018 年 4 月 9 日于香港

目 录

CONTENTS

认识癌症

长期以来人们谈癌色变，对癌症产生了很大的恐惧。与此同时，人们又不知道癌症究竟是什么，它是怎么产生的。生活中、环境中有致癌风险因子吗？癌症能在人与人之间传染吗？雾霾是不是导致人们肺癌高发的主要原因？在本章节，我们一起来揭开癌症的神秘面纱。只有认识癌症，才能有效地预防癌症。

知己知彼，百战不殆；不知彼而知己，一胜一负；不知彼不知己，每战必殆。

——孙武《孙子兵法》

无数细胞戮力同心创建了统一的、协调一致的人体，这是多么美妙！然而，由于缺少一个俯瞰众生的总建筑师，生命体又是处在怎样的危险中啊！数以兆计的细胞完全自治，混乱自然难以避免。通常情况下，细胞们行为规范，热心公益，人体秩序井然。但是，在器官或组织内部，偶尔会有那么一个细胞特立独行。这时，人们避之唯恐不及的灾难——癌症来临了。

——罗伯特·温伯格《细胞叛逆者：癌症的起源》

癌症是一种可预防的疾病，然而要想有效预防癌症，人们必须改变不良生活方式。

——巴拉特 B. 阿加沃尔

癌症，万病之王

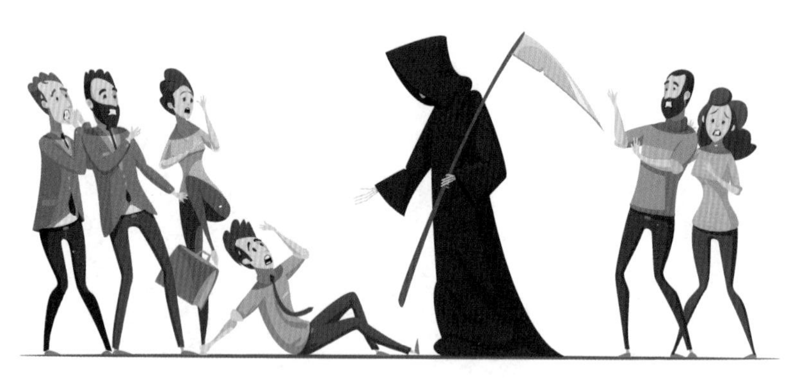

Macrovector/Shutterstock 授权

对于很多人来说，癌症是一个我们大家都十分熟悉又感到恐惧的疾病。罗京、姚贝娜、乔布斯等许多名人都在自己的事业如日中天的时候，突然被诊断出癌症；人到中年，我们也常常会听说自己身边的亲戚、朋友中有人突然患上癌症。“好好的一个人，一直都很健康，也没听说有啥疾病，怎么会得癌症呢？”在不远的过去，人们对癌症的认识十分肤浅，医疗技术也没有现在那么先进。癌症的筛查、诊断和治疗方法极其有限，许多癌症病例一经发现，往往已经到了晚期，难以彻底治愈。甚至，即便暂时控制了癌症的进展，也很容易复发，不知道什么时候癌症就又卷土重来。因此，人们谈癌色变，把癌症当作一种“绝症”。仿佛它是潜伏在身边又能一招致命的杀手，让人防不胜防。

其实，癌症并没有那么可怕。

随着科技的进步，我们在与癌症斗争的战场上取得了一个又一个的胜利：科学家们逐步认清癌症的真面目，找到潜在的致癌因素，帮助人们更好地预防和治疗癌症；癌症早期筛查技术可以帮助人们在肿瘤最脆弱的时候就发现苗头，及早进行治疗，可以取得非常好的效果；越来越多的新型癌症疗法和精准医疗显著提高了癌症患者的治愈率和生活质量。对于一些人们已经找到特效药及治疗方案的白血病、乳腺癌等来说，患者的5年存活率已经超过90%。获益于现代科学的进步，我们发现癌症并不是绝症，更不是悄无声息的“死神”。通过采取预防措施，减少接触致癌因素，我们就能够有效降低自己患癌的风险；即便有时候无法完全避免，我们也可以进行癌症早期筛查，及早发现“癌变”的蛛丝马迹，防患于未然；对于那些不幸患上癌症的患者来说，只要及时采取科学、有效的治疗手段，也能大大提高胜率，回归正常生活。世界卫生组织（World Health Organization,WHO）在《世界癌症报告》中表示：“高达1/3的癌症是可以预防，1/3的癌症可以治愈，以及我们应尽力为剩下1/3患者提供最佳的治疗。”

然而，令人们感到特别遗憾的是：许多原本可以预防的癌症还是发生了，许多能够治愈的癌症还是被耽误了，甚至还有一些癌症患者病急乱投医，最后依旧人财两空。这些悲剧本应可以避免，本书的出发点就是尽量帮助人们提升对癌症的认知，让人们能够科学地认识癌症、有效预防癌症及了解如何治疗癌症，从而尽量避免那些遗憾。据全国肿瘤登记中心副主任陈万青教授的报告，2015年中国约有430万人被确诊癌症，另外约有280万人因癌症去世。这意味着每天都有1.2万人（及其亲属）近乎绝望地接到癌症确诊报告，而与此同时，7500人则因为癌症永远地失去了生命。

让我们来仔细地分析一下中国人的患癌“大数据”。2015年，发病率高的癌症是：肺癌（73.3万例）、胃癌（67.9万例）、食管癌（47.8万例）、肝癌（46.6万例）和结直肠癌（37.5万例）。这5种发病率高的癌症占总患癌人数的63%，超过了一大半。死亡人数最高的癌症还是这5种癌症，只不过排名顺序发生了一点变化：肺癌（61.0万例）、胃癌（49.8万例）、肝癌（42.2万例）、食管癌（37.5万例）和结直肠癌（19.1万例）。这5种凶险的癌症造成的死亡占据了总死亡人数的75%，每4个因癌症致死的病例里就有3个人死于以上5种癌症！令我们稍加欣慰的是：科学家们终于搞清楚了这5种高发癌症的致癌风险因子，还针对某些癌症开发了预防及早期筛查手段。在本书的“认识癌症”和“预防癌症”章节中，会详细介绍这些致癌因素，只有认识到了才能更加有效地避免接触。同时介绍如何打造更加健康的生活方式来预防癌症，还会一一点评目前市场上流行的“抗癌食品”，帮助大家去伪存真，找到真正有效的预防方式。

其实，许多病例在很大程度上都是可以避免的，癌症不应该造成如此大的伤害。让人尤其痛心的是，在医疗条件较差、医疗保险覆盖范围较窄的农村，癌症带来的伤害更大！据统计，农村的癌症发病率和死亡人数均明显高于城市。每年农村新增癌症患者约为214人（每10万人），而城市地区约为192人（每10万人）；每年农村因癌症死亡人数约为149人（每10万人），而城市约为110人（每10万人）。从地区来看，西南地区的癌症发病率（227人/10万人）和死亡率（170人/10万人）均为全国最高，其次是华北、西北、华南和华东，东北和华中地区最低。此外，陈万青教授还统计了患者的5年存活率。5年存活率一般是从确诊开始5年之后的存活比例，常在癌症统计中用来比较治疗效果。中国2015年癌症患者的总体5年存活率仅为37%，城市癌症患者的5年存活率为43%，显著高于农村的30%。而美国的癌症患者的5年存活率超过60%，他们还没有中医调理的理念，仅靠西医就能取得如此显赫的抗癌成果！这种巨大的差距从某种角度说明：在我国，尤其是农村地区，更应该加大抗癌科普的力度，提升居民对癌症的认识；医院也应进一步推行规范化、科学化的治疗，遵循国际主流的“循证医学”的观点，切实给患者带来好处。

世界卫生组织在2016年世界癌症日时发布致辞："中国的癌症人数及癌症相关死亡人数每年都在以令人吃惊的速度上升。但真正悲剧的是，这些病例中大多数本是可以预防的。"面对如此惨痛的事实，我们应该怎么办?

我选择相信科学，也希望本书的所有读者都能从科学的进步中受益。一方面，我们应大力支持科学家和医生更加深入地探究癌症，找到更有效的筛查、诊断和治疗方法；另一方面，我们对自己和家人的健康也负有不可推卸的责任。世界卫生组织驻华代表施贺德博士表示："癌症人数如此之多，每个人都可能以这种或那种方式与之发生联系。癌症不仅直接影响到患者个人，朋友和家人也会因此遭受痛苦或经济困难。"我们要为自己的健康负责！这不仅能让自己避免疾病带来的痛苦，享受优质健康的生活，更重要的是我们也肩负着对爱人、对子女、对亲朋好友，乃至对社会的责任。"自主健康，造福社会，彼此守望"，这种观念上的改变至关重要。丈夫不吸烟，不仅大大地降低了自己得肺癌的风险，同时也避免了二手烟对家人（尤其是伴侣和子女）的严重伤害。父母注重防疫，婴儿在出生24小时内就接种乙肝疫苗，可以有效防止乙肝病毒感染和因此造成的肝硬化及肝癌。这种父母对孩子的关爱化成了一道看不见的免疫防护罩，守卫子女一生。一家人一起健康饮食、积极运动、控制体重，营造一个和睦温馨的家庭环境，可以降低全家人的患癌风险。没有人是一座孤岛，抗癌之路需要我们携手同行。

"世界无癌"是我们的共同目标。要想实现这个目标，不需要你花费大量时间或金钱，也不需要你额外付出巨大的努力，只需要我们认清自己的责任，做出一点点观念上的改变：认识癌症，倡导科学、健康的生活方式，远离致癌风险因子。恭喜你选择了这本书，本书就是致力于帮助广大读者认清癌症的真面目，帮助大家预防癌症、远离风险，向大家介绍最前沿、最可靠的癌症的诊断和治疗方法，最终希望所有人都能谈癌不色变，过上幸福的健康生活！

参考文献

[1] 世界卫生组织. 可预防癌症人数的增加“十分不幸”[EB/OL]. [2017-07-05]. http://www.wpro.who.int/china/mediacentre/releases/2016/20160203/zh/.

[2] CHEN W, et al. Cancer statistics in China, 2015 [J]. CA Cancer J Clin, 2016, 66: 115-132.

长生不老的肿瘤细胞

虽然我们大家都十分熟悉“癌症”这个名字，但很多人对癌症其实并不了解。癌症究竟是什么病，为什么如此凶险？为什么人类都登陆月球几十年了，却很难开发出针对癌症的特效药物或者疗法？要想回答这些问题，我们就必须了解癌症的本质，它的本质就是长生不老的人体细胞在搞破坏。引发癌症的关键是人体自身细胞的变异、癌化、永生以及恶性增殖。

长生不老与不受控

换句话说，癌细胞是人体细胞。这些癌变了的细胞，在人体内不受控制地生长，专心致志地发展壮大，形成细胞团，大多数会发展为肿块，长成实体肿瘤。因此，癌细胞又被称为肿瘤细胞。一旦细胞发生癌变之后，随之而来的就是这些肿瘤细胞不再服从人体调控。健康的细胞绝对听从人体指挥，各种细胞和细胞外基质齐心协力、彼此配合地搭建了人体的器官和组织。例如，心肌细胞组成澎湃的心脏，皮肤细胞组成致密的皮肤，肠道的细胞排列不同于胃内细胞，肝脏的细胞排列也不同于肺脏细胞。然而，肿瘤细胞却我行我素，它们不按照要求排列成一定的组织和形状，无法用于人体的正常功能；它们只会不受身体调控地分裂、增长，形成各种形状不规则的肿块。而且，肿瘤细胞分裂生长速度比普通细胞更快，它们丝毫不理会周围细胞发来的“停车”信号，甚至还会侵入周边组织，或者通过血管或者淋巴系统转移到身体其他部位，继续落地生根。“努力发展壮大！”是癌细胞唯一的使命。它们攫取养分，肆意生长。一旦肿瘤侵入或者压迫其他重要器

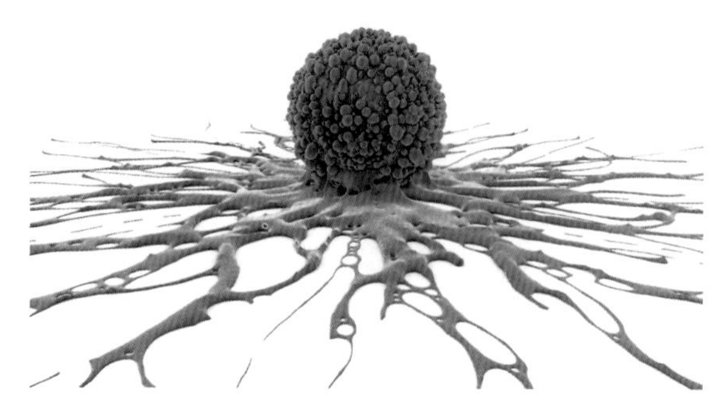

Nedelcu Paul Petru/Shutterstock 授权

官，就有可能危害生命。

更为可怕的是，这些不受控制增长的肿瘤细胞具有无限增殖的能力。普通的人体细胞一般只能分裂 50～60 次，达到上限之后，往往就无法继续分裂了；然而肿瘤细胞却能够一直分裂增殖，被人们称为“永生”细胞。自古以来，长生不老就是人们永恒的梦想。人体细胞在分裂过程中不断发生突变，肿瘤细胞就是这些突变积累的邪恶产物。从某种意义上来说，它们才是自然选择出来的“优势细胞”：癌细胞突破了普通细胞的能力上限，永葆增殖活力；它们独立自主生长，不受身体调控；它们终于能够长生不老了！然而，令人觉得讽刺的是这种不受控制的长生不老的能力给人们带来了噩梦。普通细胞各司其职，在器官或者组织里发挥应有的生理作用，它们却会老化和死亡；肿瘤细胞只会耗尽体内的营养和能量，不会带来任何好处，它们却能永生！肿瘤细胞生存的唯一的目的就是分裂、生长、增殖，然后把死亡带给它们的母体——人类。我们必须想办法遏制这些贪婪的永生细胞！

癌症风险因素加剧基因突

为什么有些细胞会变成长生不老的癌细胞呢？事实上，细胞的每次分裂复制都会伴随着一些不可避免的错误。人类拥有约 39 000 个基因，某些关键基因复制出错就有可能造成细胞癌变。我还记得小时候，为了锻炼注意力，我爱抄写电话号码本。一个个号码抄下来，总有一些会不小心出错。细胞在分裂的时候也是如此，而且分裂次数越多，这些错误就越容易累积。因此，有些人患上癌症可能就是偶然出现的运气不佳。

此外，我们更应该关注的是外在的致癌因素。在生活中，还有非常多的致癌因素伤害我们的健康，促进基因突变，诱发人们罹患癌症。例如，吸烟可以损害肺部细胞，诱导细胞癌变；阳光中的紫外线可能造成脱氧核糖核酸（deoxyribonucleic acid，DNA）损伤，诱发皮肤癌；吃太多咸菜，摄入过多亚硝酸盐也会干扰消化道内表皮细胞的复制和分裂，导致食管癌；一些慢性炎症也会增加人们患癌的风险。这些致癌风险因素都是通过伤害人自身的细胞，损伤细胞遗传物质，诱导基因复制出错，从而改变细胞行为。这些原本正常的细胞变成“癌细胞”后就开始肆意妄为，不再听从人体指挥。说到底，癌症还是由这些被策反了的人体细胞造成的。

细胞癌变是一个漫长的

然而，策反的过程可能会非常长。毕竟，细胞要能实现长生不老也不是一蹴而就的。很多喜爱吸烟的“烟民”认为自己吸烟十几年了，健康没有任何问题，并不担心自己患肺癌的风险。其实，人体细胞变成肿瘤细胞往往需要长达数十年的时间，日积月累的细胞损伤不停地诱发遗传物质发生变异。吸烟时，包括尼古丁、焦油在内的致癌物质长驱直入抵达肺部，损伤肺部细胞，导致其基因变异。据报道，吸烟时可以产生几千种有毒有害的物质，其中至少有69种人们已知的致癌物。长期累积下来，吸烟者的肺部细胞癌变的风险是不吸烟者的10倍！致癌因素往往不是急性致癌因素，因此很多人在吸烟喝酒的时候，并不会立即发病，而是增加了细胞突变的风险，提升患癌的概率。细胞的突变往往是盲目的随机突变，大部分突变的后果都是导致细胞不正常，然后无法在体内存活。然而，数十年中的无数次突变里，终于有一次触发了与癌症相关的关键基因的突变，从此就打开了潘多拉的魔盒：细胞终于变成癌细胞。许多人到发现肿瘤时才后悔莫及。其实，癌症发病非常缓慢，我们只要及早准备就能有效预防癌症！

怎样才能消灭掉肿瘤细胞呢？

这并不是一个容易的任务。现在，我们知道癌细胞也是人体自身细胞的一部分，它们在许多生理功能中都十分相似。我们知道抗生素可以非常有效地杀死细菌、消除感染，而不会对人体产生严重的毒害作用。这是因为人体细胞与细菌十分不同，人体细胞能够耐受抗生素，而细菌却受不了。然而，能够杀死肿瘤细胞的药物，往往对普通细胞也会造成严重的伤害。所以说传统化疗是伤肿瘤细胞一千、自损普通细胞八百的被迫选择。并且，癌细胞还可以通过血管、淋巴系统等转移到全身各处，躲避追杀，也很难通过手术彻底清除。

要想开发出针对肿瘤细胞的特效药物，我们必须深入了解肿瘤细胞究竟发生了什么变化。分子生物学家取得了突破性进展，他们发现癌细胞的生长失控是由于一系列调控细胞生长的基因发生了变化。这些基因既包括促进细胞分裂、生长的原癌基因，也包括抑制细胞生长、修复细胞错误的抑癌基因。在普通细胞分裂的过程中，原癌基因就像油门，而抑癌基因则像刹车，两者相互配合控制车速（分裂的速度），既不会太快，也不会停下来；然而肿瘤细胞中伴随着许多关键调控基因的变异，肿瘤细胞的增殖就像把油门踩到底，刹车又失灵，汽车就一路狂飙直到燃料耗尽。知道了这些关键变化，我们能够设计药物，专门针对肿瘤细胞中变异的调控基因，以实现对癌症的选择性杀伤，同时降低副作用。此外，科学家们还发现了癌细胞躲过人体免疫系统追杀使用的花招。通过一些药物，我们可以重新激活人体的免疫力，帮助免疫细胞识破这些小花招，依靠人类自身的免疫力来清除肿瘤！随着人们对长生不老的肿瘤细胞认识得越来越透彻，几百项新型疗法的实验正在紧张进行中，本书也将在“治疗癌症”一章中详细介绍针对癌症的最前沿、最有效的疗法。

参考文献

[1] 张志刚. 烟草烟雾中含69种已知致癌物 吸烟损伤遗传物质[EB/OL]. (2012-05-31)[2017-07-05]. http://www.chinanews.com/jk/2012/05-31/3928640.shtml.
[2] 温伯格. 细胞叛逆者：癌症的起源[M]. 2版. 郭起浩，译. 上海：上海科学技术出版社，2012.
[3] 温伯格. 癌生物学[M]. 詹启敏，刘芝华，译. 北京：科学出版社，2009.
[4] 李治中. 癌症·真相：医生也在读[M]. 北京：清华大学出版社，2015.

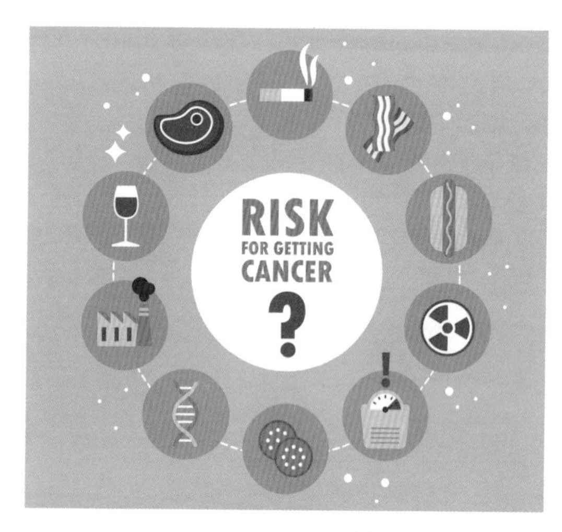

girafchik/Shutterstock 授权

很多读者也许会有疑问：遗传基因出错会导致癌症，那么癌症主要是由于我们人类的先天遗传错误导致的吗？其实并不是。

2008 年，阿加沃尔（Aggarwal）教授在学术期刊《药物研究》上发表的专家综述中认为：只有 5%～10% 的癌症源于人自身的基因缺陷，高达 90%～95% 的癌症发病与生活环境中的致癌因素和人的生活方式有关。换句话说，人们患上癌症的风险并不是上天注定的，也不是（或者很少）由遗传基因（天生的体质）决定。这是一种与生活方式相关的疾病，很大程度上是由外界的致癌因素诱发的。我们可以通过选择更加健康的生活方式，努力避开潜伏在身边的致癌因素。

怎样才能找到这些致癌因素呢？这并不是一个简单的任务。细胞的癌变是一个漫长的过程，数十年的癌变过程中，有许多致癌因素共同发挥作用，提高人们的患癌概率。然而通过细胞实验、动物实验和大规模、长时间的人群调查，科学家们还是找到了许多可以增加患癌风险的致癌因素。这些致癌因素既包括生活环境中的化学致癌物质、辐射和病毒感染等，也包括衰老等我们无法避免的过程。然而，目前大家公认的是积极改变生活方式可以帮助人们预防 1/3 的癌症，这意味着中国每年 430 万癌症发病者中，有 143 万人是可以避免的！认清这些致癌因素，尽量减少与它们接触，对于我们每个人来说都很有意义。下面，我们介绍一下最重要的几个致癌因素。

年龄

随着年龄的增长，许多癌症的发病率会越来越高。根据美国国立卫生研究院的报告，美国癌症发病的年龄中位数是 66 岁（即有一半人的患癌年龄大于 66 岁）。具体来说，乳腺癌发病年龄中位数是 61 岁，结肠癌发病的年龄中位数是 68 岁，肺癌发病的年龄中位数是 70 岁。陈万青教授的《2015 中国癌症统计》中也表明：在 40 岁之前，中国人的癌症发病率也处于较低水平（年均低于 1/1000）。一旦超过 40 岁，癌症发病率就迅速增长，80～85 岁组甚至达到约 1/100 的年均发病率，患癌风险比 39 岁时提高了 10 倍。这是因为随着年龄的增长，细胞分裂、生长和衰老过程中积累的基因变异越来越多，而体内修复这些遗传物质错误的功能越来越弱。随着人们的寿命越来越长，癌症也会变得越来越常见。这是人们寿命变长的自然后果。目前，全世界约有 1/7 的人（全球人均寿命 71 岁）死于癌症，而在医疗条件较好的美国则有约 1/5 的美国人（人均寿命 79 岁）死于癌症。这充分说明了，癌症发病跟人的寿命息息相关。

化学致癌

化学致癌物质也会增加人们患上某些癌症的风险，但它们是可以尽量避免接触的风险因子。例如，吸烟就与一系列的癌症相关。烟草的烟雾中含有超过 60 种已知的致癌物质，诱导细胞基因发生变异，削弱人体的免疫力和自我修复机制，导致人们患上肺癌、口腔癌和咽癌、喉癌、食管癌、胃癌、肝癌、胰腺癌、肾癌、膀胱癌和宫颈癌等。有研究认为，吸烟占 25%～30% 的癌症致死原因，这差不多是最重要的一个致癌因素了。

人们在饮食中也会摄入化学致癌物质，例如亚硝胺和黄曲霉毒素。基于流行病学的调查显示，亚硝胺的摄入明显与胃癌、食管癌等癌症正相关。加工肉制品、咸菜和剩菜（尤其是蔬菜）中的亚硝酸盐可以在烹饪等条件下转化为强致癌物质亚硝胺，从而诱发癌症。发霉的食物中含有另外一种强致癌物质——黄曲霉毒素。潮湿的玉米、花生、稻米和小麦等谷物容易滋生黄曲霉菌。不要以为煮熟之后杀死霉菌就安全了，这些霉菌制造的黄曲霉毒素十分稳定，简单烹饪高温加热并不能破坏这些毒素。经消化道吸收后，黄曲霉毒素会在肝脏发生代谢，抑制细胞内部的修复机制，诱发肝癌。

环境中的化学致癌物质也必须引起我们的警惕。甲醛、石棉和空气污染（雾霾）都是被权威癌症研究机构认定为对人体有明确致癌性的一级致癌物。甲醛可用于生产酚醛树脂，在涂料、油漆、三合板等建筑装潢材料中广泛存在，是最常见的室内空气污染物。这些装潢材料能够缓慢地释放甲醛，一般来说，初期释放的甲醛浓度最高。新装修的房间要保持通风，等甲醛降到安全范围以内（根据中华人民共和国国家标准 GB/T 18883—2002，关闭门窗 12 小时后测量，甲醛浓度不得超过 0.1 毫克每立方米）后，才能入住。民间流传许多吸附甲醛的小窍门，然而洋葱或菠萝等民间流行的方法只能掩盖甲醛的气味，而无法吸附或者降解甲醛；室内绿色植物吸附甲醛的能力也十分有限。这些降低甲醛的方法并不靠谱，我们必须选择合格的家居装潢材料，来防止甲醛带来的伤害。

2013 年，世界卫生组织下属的国际癌症研究所（International Agency for Research on Cancer，IARC）宣布空气污染也是一级致癌物。国际癌症研究所的专家认真审视了超过 1000 份相关研究报告后认为，已经有足够的证据表明暴露在室外空气污染中会导致肺癌，也会增加患膀胱癌的风险。作为空气污染的重要组成部分，PM 粉尘颗粒也被确认为一级致癌物。之前，人们已经知道空气污染可以刺激呼吸系统，诱发心脏病。近期的证据表明，空气污染同样致癌，仅在 2010 年，空气污染导致了大约 22.3 万肺癌患者死亡。空气污染物的主要来源包括：交通、发电站、工业和农业排放以及居民供暖和烹饪。由于空气污染是最广泛的环境致癌物，暴露在空气污染中会影响非常多的人，国际癌症研究所的专家希望国际社会立即采取行动，以有效减轻空气污染。然而，雾霾可能并不是肺癌的罪魁祸首，这一点我们会在后面详细讨论。

细菌、病毒和寄生

感染这些微生物有可能会导致慢性炎症、削弱人体的抵抗力、增加细胞癌变的概率。在全球范围内，感染导致了约 15% 的癌症病例。我们比较熟悉的致癌微生物感染包括：乙肝病毒（诱发肝癌）、人类乳头瘤病毒（human papillomavirus，HPV，诱发子宫颈癌）、人类疱疹病毒第四型（Epstein–Barr virus，EBV，诱发鼻咽癌）和幽门螺杆菌（诱发胃癌）。其实，感染人类免疫缺陷病毒（human immunodeficiency virus，HIV，诱发艾滋病）和一些血吸虫也会诱发癌症。这些微生物感染诱发的癌症是可以通过接种疫苗、进行癌症筛查、改善生活习惯和注意饮食卫生来有效控制的。

接种疫苗，预防乙肝，这是中国近几十年来在公共卫生领域的成功范例。我国曾是乙肝感染大国。据估算，全国约有 9000 万人口被乙肝病毒感染，其中约 2800 万人发展为慢性乙肝患者。由于没有症状和缺乏检测，很多病毒携带者并不知道自己感染了乙肝病毒。慢性乙肝患者有 20%～30% 的概率发展成肝硬化和（或）肝癌，有 700 万人因严重肝脏疾病和肝癌发病风险需要紧急治疗。根据中国疾控中心的资料，我国开展了“防治结合，预防为主”的综合性乙肝防控，对新生儿和重点人群实施乙肝疫苗预防接种策略。新生儿的免疫程序为“0月、1月、6月”接种3针次，首针乙肝疫苗应在新生儿出生24小时内尽早接种。乙肝疫苗为成千上万的婴儿带来有效保护。2006年的一次乙肝调查表明，5岁以下儿童的乙肝病毒表面抗原携带率低于1%，成千上万的儿童成功地避免了乙肝病毒的感染。这种免疫保护十分安全有效，可以保护终身，降低几十年之后患上肝硬化或肝癌的风险。

辐　射

辐射是一种能量传导的方式，我们人体每时每刻都在向环境辐射能量（一点点热量）。所以辐射本身并没有好坏，大家不必总是对辐射感到恐慌。真正值得我们警惕的是高能辐射，如电离辐射和紫外线。我们生活中能接触到的电离辐射主要来自医学影像检查（X线、CT和PET/CT[①]）和氡气。人体如果暴露在高能辐射中，细胞内DNA分子的化学键有机会被辐射随机破坏，诱导细胞发生变异，增加癌变的风险。其实，这些辐射并不算特别强的致癌因素，往往需要高强度、长时间的电离辐射才会发展成癌症。然而值得注意的是，婴幼儿比成年人更加敏感，电离辐射对胎儿造成的伤害是对成人伤害的10倍。此外，阳光中的紫外线同样也是高能辐射，可能会诱发皮肤癌。

除此之外，生活中绝大多数非电离辐射的能量比较低，不足以造成细胞损伤、诱发癌症。虽然手机、电磁炉和雷达的辐射被国际癌症研究所的专家列为二类B组致癌物，即有一定可能导致癌症；但另外一些研究认为并没有确切证据。通常情况下，家电和无线通信的辐射是安全的。孕妇防辐射服、电脑防辐射贴膜和仙人掌并不会给人带来除心理安慰之外的任何好处。只要购买的电器是合格产品，就大可不必担心。

① CT：computed tomography，电子计算机断层扫描。
PET：positron emission computed tomography，正电子发射型计算机断层显像。

以上就是潜伏在我们身边的致癌因素，是有充分科学证据认定的风险因素。在社交媒体中，经常会有许多别的致癌因素的谣传，搞得人心惶惶。喝牛奶致癌、吃味精致癌、涂指甲油致癌，甚至放在车里的塑料瓶装水也致癌！请大家仔细想一想，有任何喝瓶装水引发的癌症确诊病例吗？除了那些民间传说，有任何人因为涂抹指甲油患上癌症吗？这些流言往往夸大了一些风险因素，添油加醋地制造轰动效果，引发了人们不必要的恐慌。我们虽然享受着前所未有的便利生活，但总有人对现代生活方式感到恐惧。我们并不是全知全能的神，也不太了解手机使用的无线通信技术是否致癌，超市货架上的牛奶是否含有致癌防腐剂。这就为谣言滋生提供了空间，无数谣言制造者有意或者无意地制造恐慌。请不要恐慌，因为我们有科学的保驾护航！无数科学家们孜孜不倦地奋斗在科研一线，追逐各种致癌因素的蛛丝马迹。科学家们也并不是单打独斗，世界卫生组织下属的国际癌症研究所负责在全世界范围内协调和促进对癌症病因的研究和调查。与其为各种流言中的致癌因素感到恐慌，是不是相信科学、采取措施真正有效预防癌症是更好的选择呢？

参考文献

[1] National Cancer Institute. Risk Factors for Cancer [EB/OL]. [2017-07-05]. https://www.cancer.gov/about-cancer/causes-prevention/risk.

[2] ANAND P. et al. Cancer is a Preventable Disease that Requires Major Lifestyle Changes[J]. Pharm. Res.-Dord, 2008, 25: 2097-2116.

[3] International Agency for Research on Cancer. IARC: Outdoor air pollution a leading environmental cause of cancer deaths[EB/OL]. [2017-07-05]. https://www.iarc.fr/en/media-centre/iarcnews/pdf/pr221_E.pdf.

[4] 世界卫生组织. 截至2030年中国慢性肝炎死亡人数可高达一千万：需要紧急行动，终止“无声的疫情”[EB/OL]. [2017-07-05]. http://www.wpro.who.int/china/mediacentre/releases/2016/20160727-china-world-hepatitis-day/zh/.

[5] 中国疾病预防控制中心. 乙肝疫苗接种问与答[EB/OL]. [2017-07-05]. http://www.chinacdc.cn/zxdt/201312/t20131230_92034.htm.

癌症会传染吗？

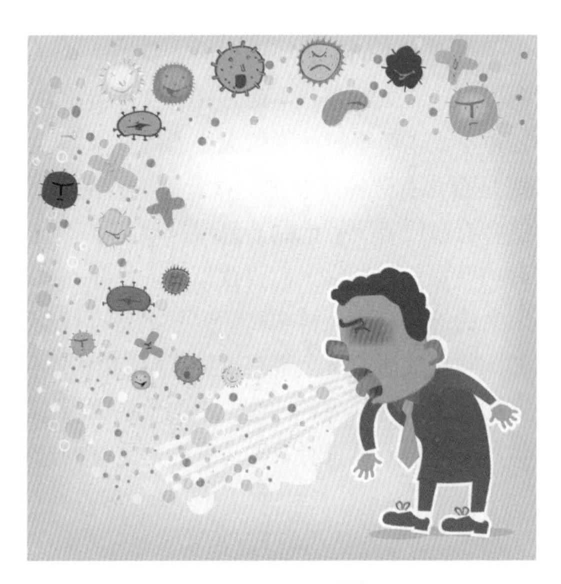

tungstenblue/iStock 授权

很多小心谨慎的读者朋友有时候会有疑惑：在生活中遇到癌症患者，靠太近会不会不好？ 对此，我们的答案十分简单，也十分肯定：不必担心，癌症不传染。前面我们讨论过，癌症的本质在于基因变异导致的人体细胞不正常增殖和转移。无论癌细胞多么凶猛，它们都只能在体内的肿瘤微环境中肆虐，无法在人与人之间传播。患者和家属完全不必有任何心理负担。

从细胞生物学的角度来看，虽然癌细胞能不受控制地恶意生长、分化和迁移，侵犯身体的其他器官或组织，攫取母体营养，但是癌变了的细胞依然是人体细胞，不能通过接触、空气和水来感染别人。它们一旦脱离母体肿瘤微环境就会十分脆弱，无法生存。比如，把从人体中分离出来的癌细胞放在可乐中，这些癌细胞很快就会死亡。这倒不是说可乐能够杀死癌细胞，而是癌细胞本身就不能脱离人体而生活。此外，人体还具有非常强大的免疫系统，入侵的外来细胞会被迅速杀灭，正常的器官移植都会产生排异反应呢！因此癌症几乎不可能在人与人之间传播，社会大众也没有必要对癌症患者避之不及。癌症在人与人之间传播仅有的机会，只存在于患者被植入大量的癌细胞的同时，免疫系统又无法正常工作。正常生活中不存在这种可能；但在器官移植的时候，如果患者被植入带有癌细胞的器官，与此同时为了避免移植时的排异反应，患者的免疫系统又被人为抑制，只有这时才可能造成癌症的传染。根据美国疾病控制与预防中心的报道，由此引发的癌症病例非常罕见，每 10 000 次器官移植中才出现两例。医生会避免选用有患癌史的捐献者的器官或组织来尽量降低风险。总之，在正常的生活场景中，癌症不可能在人与人之间传播。

虽然我们确信癌症不会传染，但有些细菌和病毒确实具有一定的传染性。这些微生物可以通过接触、饮水、食物甚至空气传播。感染某些细菌和病毒有可能导致炎症，增加感染者的患癌风险。例如，有 30 多种 HPV 可以感染人类，它们能够通过皮肤接触传播，感染后会在皮肤上长出外形像是花椰菜的粗糙颗粒。低危型的 HPV6 和 HPV11 等可能会造成生殖器疣，而高危型的 HPV16 和 HPV18 等则有可能造成宫颈癌、阴道癌、阴茎癌、肛门癌等。由于安全套无法覆盖所有皮肤，尽管正确地使用安全套可以有效预防艾滋病，但并不能有效预防 HPV。所以，HPV 是可以在人与人之间传播的。但根据有关研究，人的一生中被 HPV 感染的概率高达 75%，只有很少的一部分才会引发癌症。这是因为人体强大的免疫系统能够有效清除大部分 HPV 感染，而只有慢性感染长达 10 年，宫颈细胞才会发生癌变。人们能通过接种疫苗来获得针对某些高危 HPV 亚种的免疫力，避免感染这些病毒。宫颈抹片检查还能够在显微镜下筛查出早期细胞异常，以便人们提前采取干预措施，避免患上宫颈癌。所以，虽然 HPV 是一种具有传染能力的病毒，但宫颈癌本身并不会在人与人之间传播。

与之类似的是，乙肝病毒也可以在人与人之间传播，造成肝损伤、慢性炎症和肝硬化，但肝癌并不会传染。根据世界卫生组织的有关资料，如果乙肝病毒感染没能被免疫系统清除，就有可能造成慢性感染病。全球约有 2.4 亿人患有乙型肝炎，其中慢性感染的成年人中有 20%～30% 会发展成肝硬化和（或）肝癌。令人难过的是，目前我们并没有治疗乙型肝炎的特效药，只能通过长期服药来延缓肝硬化的过程。然而，接种乙肝疫苗却能够有效激活人体对乙肝病毒的免疫力，世界卫生组织也强烈建议婴儿出生后应尽早（最好在 24 小时内）接种乙肝疫苗。 有专家认为，从感染乙肝病毒到肝癌发病可能历时 50 年，所以肝癌并不是传染病，而是一种慢性病。发霉食物（尤其是花生和玉米）中的黄曲霉菌、饮酒导致的肝硬化和慢性炎症这些内在原因才是导致肝癌的罪魁祸首。肝癌也不会在人与人之间传播。

除了 HPV 和乙肝病毒外，幽门螺杆菌也被认为可以增加患胃癌的风险，但世界上约有一半人感染过幽门螺杆菌。一般而言，如果没有出现慢性炎症或者胃溃疡，普通大众不需要去医院特意检查是否存在幽门螺杆菌感染，胃癌也不是一种传染病。

其实，细胞癌变的关键在于基因变异的累积。在细胞分裂的过程中，受到种种因素的干扰，DNA 复制过程中的错误会导致基因变异。如果关键的原癌基因或者抑癌基因出现变异，就有可能造成细胞的恶性增殖和转移。目前，科学家们发现了很多促进基因变异的因素，包括吸烟、环境污染、不健康的生活方式、紫外线辐射和慢性炎症等。这些致癌因素往往不具备传染性，我们可以通过戒烟、倡导健康的生活方式、定期做癌症筛查等，来避免这些致癌因素。虽然时有报道，在一些地方出现了“癌症村”或者一个家族中出现多人罹患癌症的悲剧，但这并不意味着他们之间的癌症是由传染导致的。更可能的原因在于他们拥有类似的患癌高风险的生活方式、饮食习惯和基因，或者他们遭遇共同的环境污染，接触了相同的致癌化学品。这恰恰证明了某些高危的生活方式能够显著增加人们患上癌症的风险，癌症是一种由不良生活方式引发的非传染性疾病。

在医院里，肿瘤医生从来不会对癌症患者另眼相看，他们在坐诊或者查房的时候，与患者握手、交谈也从来不需要采取防护措施。但即便在今天，仍有一些人，当他们发现自己的亲人、同事或者朋友不幸成为癌症患者的时候，就开始尽量避免交往，甚至一些患者也产生不必要的心理负担，担心传染给家人。这完全没有必要，与高血压、糖尿病一样，癌症是一种不会传染的“慢性病”。所有人都不必担心，请继续正常亲吻、拥抱，战胜癌症需要我们所有人的关爱和支持。

参考文献

[1] American Cancer Society. Is Cancer Contagious?[EB/OL]. [2017-07-01]. http://www.cancer.org/cancer/cancerbasics/is-cancer-contagious.

[2] 世界卫生组织. 乙型肝炎 [EB/OL]. [2017-07-01]. http://www.who.int/mediacentre/factsheets/fs204/zh/.

[3] 香港医院管理局. 怎样预防肝癌？[EB/OL]. [2017-07-01]. http://www21.ha.org.hk/smartpatient/tct/cancerin_focus/details.html?id=110#3.

雾霾是导致肺癌的元凶吗？

无论是贫穷还是富裕，雾霾季里所有的中国人都实现了“同呼吸，共命运”。随着雾霾问题的凸显，“PM2.5”等新词走进了人们的日常生活。柴静出品的《苍穹之下》更是引爆了公众对清洁空气的诉求：我们要蓝天，我们要健康！雾霾究竟能给人们的健康带来哪些危害？PM2.5从何而来？我们应该如何保护自己和家人？公众心中仍有很多疑惑。下面我们来讲讲《苍穹之下》中并没有解答的这些问题。

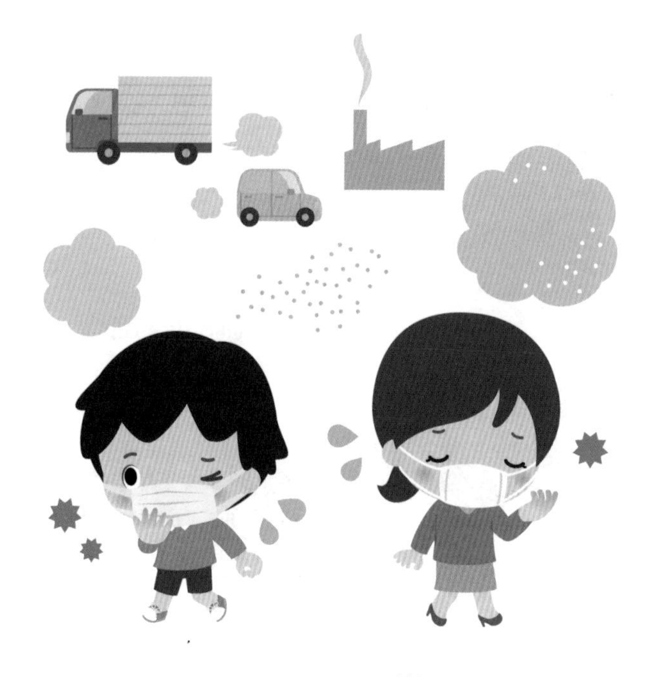

logistock/Shutterstock 授权

雾霾究竟是否致癌?

雾霾致癌，这是世界卫生组织下属的国际癌症研究所做出的权威判断。目前，科学家已经收集到了足够的证据，证明空气污染是能够引发癌症的一级致癌物。多项研究表明：雾霾，尤其是PM2.5，可以增加人们罹患肺癌的风险，提高癌症患者的死亡率，并降低人们的预期寿命。一项发表在《美国科学院院刊》上的研究甚至认为中国北方居民因受到雾霾的影响，与南方居民相比预期寿命减少5.5年。2015年，中国肿瘤登记中心主任陈万青教授在国际权威期刊《柳叶刀》上，也发表了一项覆盖37万肺癌患者的研究，证实肺癌的发病率与PM2.5污染相关。虽然目前没有直接证据解释雾霾诱发癌症的机制，但人们认为这些细微颗粒可以深入肺部、入侵细胞、导致慢性炎症，从而诱发肺癌。

雾霾的致癌风险有多大?

虽然目前的研究已经证实了雾霾致癌，但很难量化评估雾霾的致癌风险。这是因为细胞的癌化是一个受到许多因素影响的漫长过程，如吸烟、环境污染、人体老化和放射性氡气等。

我们知道香烟是非常强的致癌物质，大约90%的肺癌都与吸烟有关（一手烟或者二手烟），但也只有烟龄长达数十年才会凸显恶果。雾霾所引发的公众关注不过三五年，目前我们尚不清楚它的致癌风险究竟有多大。不过，也有国外研究表明：空气中PM2.5浓度每增加10微克每立方米，就会增加9%的患肺癌的风险。如果以这个数据为量化标准，排除吸烟相关因素，PM2.5浓度增加10微克每立方米诱发的中国肺癌患者约为6600人（每年），不到肺癌新增患者73万人（2015年）的1%。也有的研究估算仅有1%～2%的肺癌由空气污染所致。由此可见，雾霾并不是导致肺癌的主要原因，引发肺癌的罪魁祸首还是吸烟。但雾霾所造成的健康问题仍然不容小觑，因为我们每一个人都被动地接受空气污染的危害，它影响每一个人的身体健康。

雾霾造成的最大伤害是

雾霾不仅能够导致肺癌，更严重的是，雾霾还会提升心脏病和卒中的死亡率。雾霾天气里，吸入这些微小颗粒会刺激人的呼吸道及肺部，导致呼吸不畅，也会加重心脏病患者的病情。

据国际卫生组织的报道：2012 年全球有 300 万人死于空气污染，其中 72% 的人死于空气污染诱发的心脏病和卒中，14% 的人死于肺部感染等疾病，还有 14% 是由于肺癌。空气污染比较严重的时候，呼吸道脆弱的儿童和老人尤其需要注意，应当尽量减少户外活动以减轻伤害。大家需要明白，雾霾造成的最大伤害不是肺癌，而是加重了心脏病和卒中。

PM2.5 从何而来

PM2.5 的来源非常广泛，汽车、卡车、烧煤的发电厂等任何使用化石燃料的场所都会产生 PM2.5。在室内，吸烟、烹饪、燃煤等也都会产生 PM2.5。实验证明，封闭空间内吸烟会导致 PM2.5 浓度极速飙升到 800 微克每立方米；另一项调查显示，室内禁烟场所的 PM2.5 浓度为 72～81 微克每立方米，而那些不禁烟的公共场所竟高达 171～704 微克每立方米，如允许吸烟的咖啡馆的 PM2.5 浓度是 478 微克每立方米。

除了吸烟，烹饪也是室内 PM2.5 的重要来源。一篇发表在《中国肿瘤》上的论文报道了烹饪对上海女性的健康影响：没有除烟设备的厨房会增加人们患肺癌的风险；热衷于煎、炸、炒的女性患肺癌的风险也比做煮食的女性要高。环保公益组织“自然大学”曾进行过厨房烹饪实验，不开抽油烟机炒鸡蛋，仅用 3 分钟厨房里的 PM2.5 浓度就飙升至 245 微克每立方米。煎、炸、炒产生的油烟对于人们的健康危害同样不可忽视。

其实，PM2.5 的弥漫与我们每个人都相关，与工厂有关、与焚烧有关、与出行有关、与吸烟有关、与烹饪有关、与燃煤供暖有关，我们每个人都在制造 PM2.5，又深受其害。

面对雾霾，我们应该怎么办？

在工业化的进程中，美国和英国也曾遭受到非常严重的空气污染。1952 年伦敦寒冷的冬天，由于大量燃煤，伦敦市曾遭受严重的空气污染，连续 48 小时能见度不足 50 米，导致约 1.2 万市民死亡。痛定思痛，英国国会通过了世界第一部《空气清洁法》，政府、企业和居民共同采取措施，终于又重现“伦敦蓝”。我们也呼吁尽快完善相关空气法规，严格约束污染源，制定明确的惩罚措施，争取让“OPEC 蓝”常驻。

与此同时，我们个人也应大力支持公共交通和绿色出行；在室内绝对禁烟，远离不禁烟的餐厅、咖啡馆和娱乐场所；在厨房内安装抽油烟机，改进烹饪食物的方式，尽量减少煎、炸、炒。此外，我们还应当关注空气质量预报，在雾霾污染严重的日子里，尽量减少外出，尤其应避免持续在外活动以减少雾霾对健康的伤害。如果 PM2.5 爆表，大叔大妈就别出门跳广场舞了，小朋友也尽量不在室外玩耍。

认识问题是解决问题的第一步。我们应当感谢柴静，是她把雾霾问题推向了全民关注。但有时候用力过度，也会给公众带来恐慌。很多人还没认真评估雾霾造成的健康风险，就急忙购置空气净化机，希望把空气污染和癌症挡在门外。其实，我们应当充分了解雾霾所带来的问题，理性看待、科学评估后再做决定，而不是简单地付诸情绪、盲从舆论。我们的心愿是，随着经济发展进步，产业升级换代，人们绿色出行、健康生活意识的提高，我们的城市也会像伦敦一样，再次蓝天长伴。

参考文献

[1] BEELEN R, et al. Long-term exposure to traffic-related air pollution and lung cancer risk [J]. Epidemiology, 2008, 19: 702-710.

[2] CHEN Y Y, EBENSTEIN A, GREENSTONE M,et al. Evidence on the impact of sustained exposure to air pollution on life expectancy from China's Huai River policy [J]. P. Natl. Acad. Sci., 2013, 110: 12936-12941.

[3] GUO Y M, et al. Lung cancer incidence and ambient air pollution in China: a spatial age-period cohort study 1990—2009 [J]. Lancet, 2015, 386: 5.

[4] POPE C A, et al. Lung cancer, cardiopulmonary mortality, and long-term exposure to fine particulate air pollution [J]. J. Am. Med. Assoc., 2002, 287: 1132-1141.

[5] POPE C A, DOCKERY D W. Air pollution and life expectancy in China and beyond [J]. P. Natl. Acad. Sci., 2013, 110: 12861-12862.

[6] SONG M, GIOVANNUCCI E. Preventable Incidence and Mortality of Carcinoma Associated With Lifestyle Factors Among White Adults in the United States [J]. JAMA Oncol., 2016, 2 (9): 1154-1161.

不吸烟怎么也会得肺癌？

在前面的介绍中，我们知道：肺癌是我国癌症中的头号杀手，发病率和死亡人数均为所有癌症中最高。2015 年，我国新增肺癌 73 万例（男性 51 万，女性 22 万），死亡人数超过 60 万（男性 42 万，女性 18 万）。从全世界范围内来看，吸烟是肺癌的第一大诱因，90% 的肺癌都与吸烟相关。一项英国的癌症调查表明：不吸烟的人一生肺癌累计发病率男性为 0.2%，女性为 0.4%；而吸烟人群的肺癌累计发病率男性为 15.9%、女性为 9.5%，尤其是那些每天吸烟超过 5 支的烟民，男性的肺癌发病率高达 24.4%，女性高达 18.5%。在俄罗斯、波兰和罗马尼亚等国

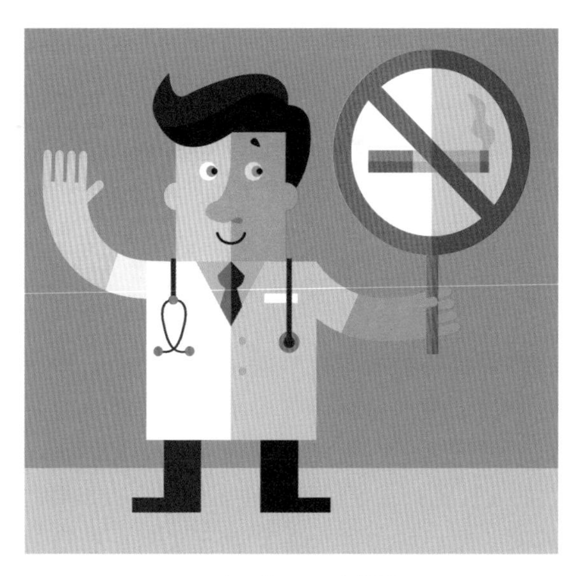

aarisham/Shutterstock 授权

的调查也得出了类似的结论。更加恐怖的是，肺癌多发病于50岁以上的人群，这时候吸烟的苦果已经酿成。所以，戒烟一定要趁早！

然而，确实有很多人不吸烟还是会患肺癌。在全世界范围内，约有10%的肺癌患者并没有吸烟史。尤其值得注意的是，在中国，约有25%的男性肺癌患者和82%的女性肺癌患者并不吸烟。这意味着，除了吸烟之外，一定存在其他的致癌风险因素伤害着人们，尤其是中国女性的健康！

首先，我们必须承认年龄是一个癌症风险因素。随着年龄的增长，细胞分裂、生长过程中累积了越来越多的损伤；与此同时，免疫力的下降也削弱了细胞的自我修复能力。所以，肺癌在40岁以下的人群比较罕见，而多发病于50岁以上的人群。人们还发现，如果家族内有肺癌患者的人群相对来说更易患病。这可能是家族里携带某些基因，让人的肺部细胞比较敏感，容易癌变。这些都是我们无法控制的风险因素。随着人类的平均寿命越来越长，我们必须承担衰老的细胞比较容易癌变的风险。

更值得关注的是那些我们可以采取措施，有效预防的外部原因！科学家们通过大量研究，找到了以下环境中的主要肺癌风险因素。

二手烟

吸烟不仅给自己带来危害，还会危及周围的人。中国是烟草消费大国，然而公共场所的控烟措施却不够严厉和有效。无论在商场，还是在车站，总有一些人不文明吸烟。这导致了许多不吸烟的人同样摄入了有害的烟雾。一项在太原进行的调查显示：不吸烟的女性无论在家里还是在工作场合，如果被动吸入二手烟，患肺癌的概率增加了98%！甚至吸附在衣物、家具上的“三手烟”也都能给人带来伤害。烟民朋友请自觉，不要在公共场所，尤其是室内吸烟。所有人都应该勇敢地站出来，对二手烟说“不”。

烹　饪

确定不是在开玩笑？还真不是。中式烹饪讲究色香味俱全，油炸、爆炒、干煸往往是必不可少的工序。爆炒这种我国特有的烹饪方式，确实能够赋予食物特别的香味，但也同样带来问题。有研究表明，做饭频率影响肺癌发病，那些每天做饭的女性肺癌发病率增加了两倍；烹饪方式也有影响，那些热衷于煎、炸、炒的女性患肺癌的风险也比做蒸煮食品的女性要更高。

科学家们认为：煎、炸、炒过程中，油温较高，产生了不少多环芳烃、粉尘颗粒等致癌物。如果没有给力的抽油烟机，油烟气携带着食物的香味和致癌物质直接抵达肺部，增加家庭主妇的患癌风险。目前，多环芳烃和粉尘颗粒被国际癌症研究所确认为一级致癌物（有充足证据证明导致人类癌症），而高温煎炸这种烹饪方式被认定为二级致癌物（可能会导致人类癌症）。煤和柴火这些家用燃料也给肺癌添油加醋。这些固体燃料并不总能充分燃烧，使用它们时不可避免地会制造粉尘、多环芳烃和含硫污染物，这些全是致癌物质！这也许解释了为什么有许多中国女性不吸烟也患上了肺癌。

空气污染

空气污染致癌，肺癌发病与雾霾尤其是 PM2.5 相关。目前，我们还很难量化评估究竟有多少肺癌是由雾霾导致的。然而，我们所有人都被动承担空气污染带来的危害。让蓝天重现，是我们共同的心愿！

氡　气

这是一种大家不太听说过的气体，然而它就潜伏在我们身边。住低层房屋的读者尤其需要注意。氡气是一种从土壤和岩石中释放出来的放射性气体，一些建筑装潢材料也会释放氡气。它无色无味，却带有放射性，如果吸入肺部，氡气释放的高能射线可以损伤人体细胞，诱发癌症。据世界卫生组织报道：氡是造成的肺癌的第二大原因，有 3%～14% 的患者是因此而患肺癌的。我们所能接触到的氡气，主要来自地表土壤、岩石和家用花岗岩等装潢材料。由于氡气并不稳定，释放放射性粒子的时候也就衰变了。在室外的氡气会被迅速稀释到很低的浓度，一般并不存在问题。然而，地下室、别墅以及不通风的房间容易积累氡气。如果长时间暴露在氡气超标的环境中，会增加人们患肺癌的风险。对此，我国有严格的《住房内氡浓度控制标准》(GB/T 16146—1995）和室内装饰装修材料 10 项限量标准，多管齐下，管控降低室内氡气浓度。加强通风也能有效避免氡气在室内聚集。

吸烟之外的几个肺癌风险因素讲完了。那么，我们应该如何预防这个最凶险的癌症呢?

如果你不吸烟，恭喜你，你已经消灭了最大的肺癌风险因子！与此同时，我们还要勇于对二手烟说“不”，来捍卫我们的健康。我们还可以购买给力的抽油烟机，改善烹饪方法，减少高温煎、炸、炒。爱她，男同志也应该多下厨！密度较大的氡气一般在地表和地下室聚集，三层以上的高层建筑如果室内没有花岗岩和陶瓷装潢，还是比较安全的。如果担心自己的居住环境接近裸露的土壤和岩石，也可以检测一下室内氡气浓度。在选用室内装潢大理石、花岗岩和陶瓷的时候，我们也要选择合格产品，增强室内通风，以避免氡气累积。

肺癌虽然是最凶残的癌症，但我们也是可以有效预防的。例如，美国采取了有力的控烟措施，该国男性的肺癌发病率从 20 世纪 80 年代就开始下降。相信我国人民一起努力，也可以降低肺癌发病率！

参考文献

[1] CHEN W, et al. Cancer statistics in China, 2015 [J]. CA Cancer J. Clin., 2016, 66: 115–132.

[2] GAO Y T. Risk factors for lung cancer among nonsmokers with emphasis on lifestyle factors[J]. Lung Cancer, 1996, 14: S39–S45.

[3] ZHONG L J, GOLDBERG M S, GAO Y T, et al. Lung cancer and indoor air pollution arising from Chinese style cooking among nonsmoking women living in Shanghai, China[J]. Epidemiology, 1999, 10: 488–494.

[4] PETO R, et al. Smoking, smoking cessation, and lung cancer in the UK since 1950: combination of national statistics with two case–control studies[J]. BMJ, 2000, 321: 323–329.

[5] SEOW A, et al. Fumes from meat cooking and lung cancer risk in Chinese women[J]. Cancer Epidem. Biomar., 2000, 9: 1215–1221.

[6] BRENNAN P, et al. High cumulative risk of lung cancer death among smokers and nonsmokers in Central and Eastern Europe[J]. Am. J. Epidemiol., 2006, 164: 1233–1241.

[7] SUBRAMANIAN J, GOVINDAN R. Lung cancer in never smokers: A review[J]. J. Clin. Oncol., 2007, 25: 561–570.

[8] MU L N, et al. Indoor air pollution and risk of lung cancer among Chinese female non–smokers[J]. Cancer Cause Control, 2013, 24: 439–450.

[9] American Cancer Society. Why Non–smokers Sometimes Get Lung Cancer[EB/OL]. [2017–07–01]. https://www.cancer.org/latest–news/why–lung–cancer–strikes–nonsmokers.html.

[10] 世界卫生组织. 氡与健康［EB/OL］.［2017–07–01］. http://www.who.int/mediacentre/factsheets/fs291/zh/.

癌症也“病从口入”吗？胃癌和食管癌为什么会高发？

如果说肺癌是我国的头号癌症杀手，那么仅次于肺癌，给人们带来严重伤害的就是胃癌和食管癌：2015 年，我国新增 68 万胃癌患者和 48 万食管癌患者，分别造成了 50 万人和 38 万人死亡。这两种消化系统癌症与人们的饮食习惯息息相关，发病过程非常缓慢，往往没有早期的症状。一经发现，基本上就到了晚期，治疗效果不甚理想。而如果能够通过胃镜等内镜检查，及早筛查出早期癌症后进行医治，将能够大大提高患者的存活率。

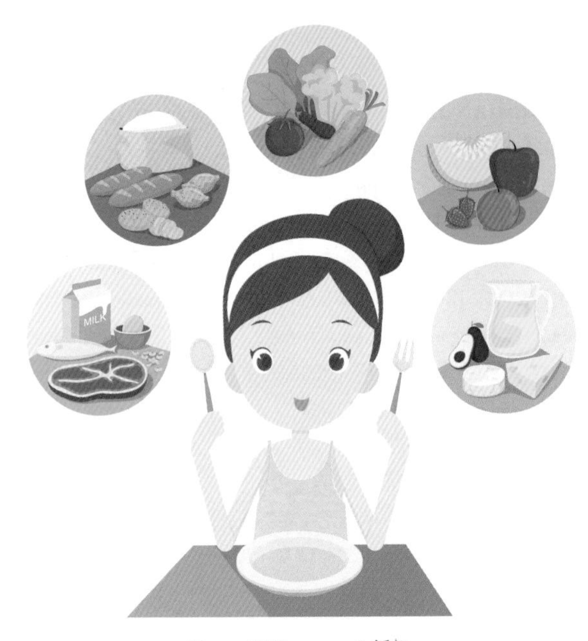

MatoomMi/Shutterstock 授权

我们首先来重点关注一下胃癌。虽然科学家们目前并没有搞清楚引发胃癌的直接原因，但还是找到了许多能够增加人们患上胃癌的风险因素。总的来说，男性比女性更容易患上胃癌。2015年，约有48万男性患上胃癌，是20万女性新增胃癌患者的2.4倍。胃癌也更多发病于45岁以后，与年龄也有一定的关系。胃癌的发生也与幽门螺杆菌感染密切相关。长期慢性的感染有可能诱发细胞癌变，增加人们患上胃癌的概率。

不良的生活方式也是胃癌的重要风险因子。吸烟、饮酒、摄入腌渍食品和加工肉制品等都会增加人们患上胃癌的风险。其实在1930年前，胃癌在美国也曾经是高发的癌症，但现在已经大大减少了。人们推测可能的原因就是冰箱让人们能够吃到新鲜的食物，减少了对腌渍食品的摄入。

我们再来认真研究一下食管癌。我国其实也是食管癌患者大国，2015年新增了32万男性食管癌患者和16万女性食管癌患者。吞咽困难是食管癌的重要症状。与胃癌类似的是，男性比女性患上食管癌的风险更高，年龄越大风险越高。嚼槟榔、吸烟、饮酒、摄入过量的腌制、烟熏和油炸食品，以及烫热饮食同样也会增加人们患上食管癌的风险。

那么如何来预防这两种凶险的癌症呢？首先，我们能做到的就是要戒烟限酒。摄入烟草和酒精能够直接刺激消化道，诱发癌症，一定要做到对它们说“不”！其次，要尽量避免摄入过多腌渍食品和加工肉制品，尽量让新鲜健康的蔬菜瓜果、鸡鸭鱼肉占据我们的餐桌。事实上，科学家们发现每天摄入两到三份新鲜蔬菜水果能够有效降低胃癌和食管癌的发病概率。某些地区热衷于喝热饮、吃烫食，这也会对食管造成损伤，应该尽量避免。

虽然目前对于胃癌和食管癌并没有统一的早期筛查项目，但是经常接触这些风险因素的高危人群可以通过内镜进行及早筛查。一些研究表明，在胃癌和食管癌高发地区实行内镜筛查能够极大地降低死亡率。通过内镜检查，一旦发现癌症的早期征兆就进行干预，能够最大限度地保持消化道的完整，保证患者的生活品质，达到早诊断、早治疗的效果。

虽然胃癌和食管癌都是非常凶险的癌症，但我们还是能够通过调整生活方式，努力降低患癌风险。从全球范围内来看，胃癌和食管癌并不是发病率很高的癌症，它们也不应该给我们中国带来如此大的伤害。认真预防，高危人群积极参加筛查，我们也一定能够把它们变成“罕见”的癌症！

参考文献

[1] CHOI K S, SUH M. Screening for Gastric Cancer: The Usefulness of Endoscopy [J]. Clin. Endosc., 2014, 47: 490–496.

[2] GAO Q Y, FANG J Y. Early esophageal cancer screening in China [J]. Best Pract. Res. Clin. Gastroenterol., 2015, 29: 885–893.

肝癌，你可以离它更远一些

孙中山、焦裕禄、傅彪等，许多我们熟知的名人都是因为罹患肝癌而与世长辞。这个肝癌患者的名单很长……2015 年，我国新增约 47 万肝癌患者，并且有 42 万人因肝癌死亡。由于其早期症状并不明显，肝癌疾病发展迅速，治疗效果极差，存活率很低。因此，肝癌又被人们称为“癌症之王”。

从全球范围来看，每年新增肝癌患者超过一半在中国。为什么我国人民如此容易受到肝癌的侵扰呢？究竟是哪些原因造成肝癌肆虐？

首先，最重要的原因就是病毒性肝炎，尤其是乙型肝炎和丙型肝炎。根据世界卫生组织的统计，全球有超过 3.5 亿乙肝病毒携带者。病毒携带者有可能进一步发展成慢性肝炎患者，这种慢性炎症会导致乙肝患者患上肝癌的风险比一般人高 100 倍。此外，全球还有 1.3 亿～2 亿丙型肝炎感染者。大多数人初期感染这些肝炎病毒的时候，症状十分轻微或者没有症状，这让人们放松了警惕。而且，这些肝炎病毒还有很强的传染性，一旦长期感染肝炎病毒，就会造成肝细胞损伤，诱导基因突变，日积月累增加人们患上癌症的风险。从全球范围来看，超过 85% 的肝癌患者是因为长期的病毒性肝炎而死亡。

“酒精肝”和“脂肪肝”也是诱发肝癌的重要原因。长期酗酒或者代谢异常都会损害肝部功能，造成肝硬化。如果乙肝病毒携带者滥用酒精，则会进一步增加患上癌症的风险。此外，霉变的花生、玉米等谷物坚果中的黄曲霉毒素也是强致癌物质，食用存储不当的食品也会增加患肝癌的风险。

我们究竟应该怎样做，才能离肝癌更远一些呢？

首先，最重要的就是避免感染病毒性肝炎。乙型肝炎病毒和丙型肝炎病毒的传染性都很强，能够通过血液、唾液、精液、乳汁等途径传播。人们已经针对乙肝病毒研发出了疫苗，免疫功能不健全的新生儿应该在出生 24 小时内就接种第一针乙肝疫苗，并且完成全程 3 针接种。目前，我们并没有针对丙型肝炎病毒的疫苗。为了避免感染上肝炎病毒，我们应该尽量避免接触他人的血液或体液，正确地使用安全套，绝不共用针头，避免使用未经严格消毒的牙科器械等。

那如果是肝炎病毒携带者甚至出现肝硬化的人呢？是不是就“无药可救”了呢？当然不是！这些肝癌的高危人群应该更加注重身体健康，积极预防肝癌。一方面，病毒性肝炎患者可以通过积极治疗，使用一些抗病毒药物来控制感染，以降低肝硬化的风险；另一方面，高危人群也应更加关注肝脏的健康情况，改善生活方式，接受癌症筛查。据报道，在一项涉及 19 000 位乙肝患者的大型研究中，每 6 个月监测一次血清甲胎蛋白和做超声检查，可有效降低肝癌的死亡率。值得注意的是，健康人群并不用进行血清甲胎蛋白筛查，因为这些筛查并不会给健康人群带来好处。但是，对于高危人群，定期检查肝脏功能则有利于提前发现患癌风险。

此外，我们还知道“酒精肝”和“脂肪肝”等都与人们的生活方式密切相关，吸烟也会损害人体健康，降低人体免疫力。健康的生活方式可以帮助我们远离肝癌，如绝不滥用酒精，避免长期酗酒，以防止酒精肝；保持合理体重、积极控制代谢疾病也能够帮助人们有效预防脂肪肝，其实脂肪肝是一种能够逆转的疾病。还有就是要注重食品卫生，拒绝食用霉变食品。

远离病毒感染，打造健康生活方式，我们就能够离肝癌更远一些！

参考文献

[1] 香港癌症基金会. 认识癌症 - 肝癌 [EB/OL]. [2017-07-02]. http://www.cancer-fund.org/upload/booklets/file/Liver-tc-%202017.pdf.

[2] 香港医院管理局. 肝癌 [EB/OL]. [2017-07-02]. http://www21.ha.org.hk/smartpatient/tc/cancerin_focus/details.html?id=110#4.

[3] 邱明星. B型肝炎、肝癌的诊断与治疗选择 [EB/OL]. (2014-06-17) [2017-07-02]. http://cancerglobal.cchc.org/images/service/ws2011-2014/PDF/liver_cancer_061714.pdf.

关爱女性，从关注乳腺癌和宫颈癌做起

“十月怀胎，哺育生命”。伟大的女性在延续人类生命的同时，也承担着额外的风险。这不仅包括生育过程中脆弱的母婴所面临的重重风险，也包括母亲可能患上包括乳腺癌、宫颈癌等女性所特有的癌症的风险。2015 年中国新增约 27 万乳腺癌患者和 9.9 万宫颈癌患者。这些癌症是我们不可忽视的“红颜杀手”。令我们稍微感到庆幸的是，乳腺癌和宫颈癌都是我们可以积极预防的癌症。女性不应该被这两种癌症欺负！关爱女性，从关注乳腺癌和宫颈癌做起。

怎样才能远离乳腺癌呢？

首先，女性要关注自己的乳房变化。如果出现异常的肿胀、疼痛、渗液，或者发现肿块，一定要及时求医。虽然大部分乳房肿胀或者出现肿块都不是乳腺癌，而是乳腺增生，但女性们一定要征求医生的专业意见。如果确诊为乳腺增生，大家就不必过度紧张。其实，乳腺增生是女性的常见疾病，与激素水平、情绪是否稳定和饮食等都相关。在不影响正常生活的情况下，乳腺增生甚至不需要治疗，注重饮食、戒烟限酒、减少咖啡因摄入、控制情绪就好。乳腺增生多发于女性 30～40 岁，而乳腺癌多发病于 40 岁以后。针对乳腺癌，全世界公认乳房 X 线影像检查能够降低风险。专家们推荐 40～44 岁女性就可以开始每年一次的乳房 X 线影像检查，45～54 岁的女性则应该每年都进行乳房 X 线影像检查，超过 55 岁的女性应该每两年检查一次，也可继续每年检查一次。

我们再来看一看宫颈癌。

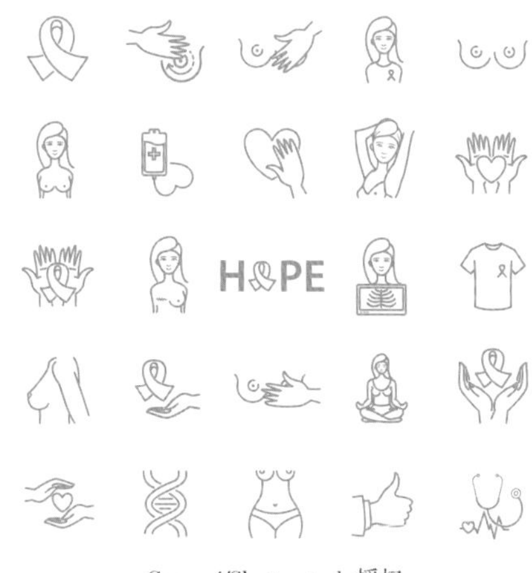

Greenni/Shutterstock 授权

在实验室中，最著名的用于研究癌症的 HeLa 细胞，就源自名为 Henrietta Lacks 这位女性身上的宫颈癌细胞。宫颈癌是人们研究清楚其发病机制的第一个癌症——感染 HPV，因此人们也针对 HPV 开发了能够预防宫颈癌的疫苗。虽然 HPV 有很多种类，但有两种高危 HPV 特别容易诱发宫颈癌。接种 HPV 疫苗后，可以降低 70% 患上宫颈癌的风险，但并不能完全避免。因此，所有的女性都应该从 21 岁起进行宫颈癌筛查，包括曾经接种过 HPV 疫苗的女性。宫颈细胞的癌变是一个非常漫长的过程，往往长达 10 年，只要按照要求定期参加筛查，就可以在患上宫颈癌之前及时发现并进行干预治疗，可极大地降低宫颈癌的死亡率。在本书的“防患于未然的癌症筛查”部分，将详细介绍如何选择适合自己的癌症筛查。

乳腺癌和宫颈癌都是人们已经找到公认有效的筛查手段的癌症。我们应该努力宣传和推广这些筛查手段，增加全社会对这两种危害女性生命健康的癌症的认识水平，提高女性的健康意识。行动起来，便会有所不同。我们大家共同的目标是：让红颜，更欢颜！

参考文献

香港癌症基金会．乳腺癌［EB/OL］．［2017-06-27］．http://www.cancer-fund.org/tc/breast-cancer.html.

癌症更青睐谁？男人还是女人？

什么癌症女性永远不会得？睾丸癌！什么癌症男性永远不会得呢？宫颈癌！如果你回答了乳腺癌，那就要扣一分，虽然看上去平一点，但男人也有胸啊！2015年，我国约有3800名男性被诊断出乳腺癌。

如果排除这些由先天性别决定的癌症，癌症的整体发病风险又是怎样的呢？我们首先来看一组数据：2015年，我国男性新增肺癌患者人数是女性的2.3倍，胃癌新增患者男性是女性的2.4倍，肝癌是2.8倍，食管癌是2.0倍，结直肠癌是1.3倍。怎么觉得所有癌症都是男性高发呢？事实上，癌症确实更加青睐男性。科学家们发现，男性患癌风险显著高于女性。英国的一份研究报告认为，男性患上癌症的风险比女性高60%。如果我们排除那些与性别相关的癌症，我国男性新增患癌病例比女性多56%，与英国的报告结果相吻合。

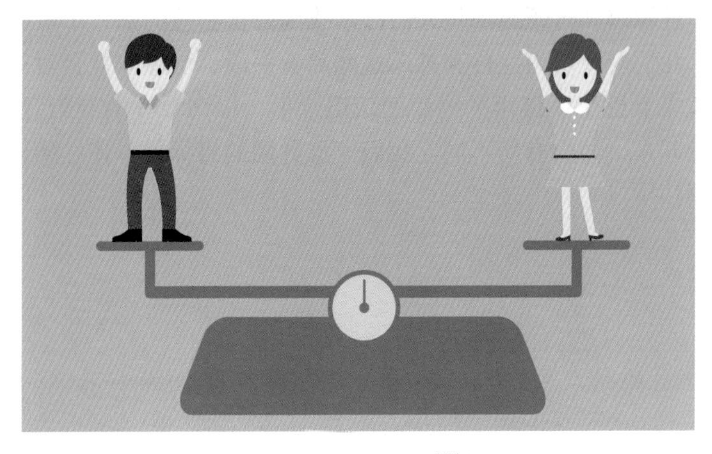

Little Bride/Shutterstock 授权

为什么会这样呢？癌症为什么会更加青睐男性？这并不是一个容易回答的问题。《细胞生物学》并不分男性版和女性版，细胞的癌变过程在男女之间也没有表现出明显的差异。然而，科学家们经过长期不懈的努力，终于逐渐揭开癌症“重男轻女”的神秘面纱，找到了以下可能的原因。

生活方式的差

本书反复告诉大家癌症是一种由不良生活方式诱发的可预防性疾病，约有1/3的癌症是可以预防的。但与女性相比，男性的生活习惯更加不健康，他们更爱吸烟、喝酒，而烟酒都是不折不扣的致癌物质。同时，男性在外应酬较多，也更爱吃高脂肪、高热量的猪牛羊等红肉，而较少吃能降低患癌风险的瓜果蔬菜。甚至男性整体上更加不爱健身运动，有的连家务活都不爱做。其实，无论男女，只要能够做到戒烟限酒、少吃红肉、多吃蔬菜水果、积极运动，都可以有效降低患癌风险。在这一点上，女性暂时领先，男同胞还要加油啊！

男儿有泪不轻弹，有病不

许多癌症的发病都会伴随着一些先兆和早期症状。女性往往对自己身体的变化更敏感，出现问题会及时就医；而男性在面临持续咳嗽、排便排尿习惯发生变化等值得警惕的先兆时，往往更倾向于先扛一扛，而这些症状可能是肺癌或者结直肠癌的先兆。这一扛，就容易误事。癌症的早发现、早治疗非常重要，讳疾忌医不仅让男性更容易发展出癌症，还有可能耽误治疗，这造成了男性癌症的死亡率也比女性更高。男同胞们，不要把所有的事情都自己扛，出现问题，及早就医！

基因的差

男女之间最大的基因差异在于：男人的性染色体是XY，而女性的是XX。哈佛大学和麻省理工学院的科学家们发现，X染色体上有非常重要的抑制癌症的基因。男性只有一套 X 染色体，基因突变出错就会影响到这些基因抑制癌症的效果；而女性有两套 X 染色体，多了一重安全保障。

激素水平的差异

女性体内雌激素水平比男性高，而科学家们发现雌激素可以减少患某些癌症的风险。在动物实验中，使用雌性激素处理过的雄性老鼠患上胃癌的概率显著降低。虽然医生不太会给男性开雌激素来治疗癌症，但这也揭示了男女之间细微的内在生理差异确实能够影响患癌风险。

癌症面前并没有人人平等，男性反而成了弱势群体。因此，我们男性要更加注重健康的生活方式，更加关心自己身体的变化，不要硬挺着，出现问题要及时就医。早预防、早发现、早治疗，男性也可以战胜“直男癌”！

参考文献

[1] ARNEY K. Why are men more likely to die from cancer? [EB/OL]. Cancer Research UK, 2009-06-15. [2017-06-27]. http://scienceblog.cancerresearchuk.org/2009/06/15/why-are-men-more-likely-to-die-from-cancer/.

[2] CHEN W, et al. Cancer statistics in China, 2015 [J]. CA Cancer J. Clin., 2016, 66: 115-132.

[3] SHEN A, et al. 17 (lowercase beta) -estradiol and Tamoxifen prevent gastric cancer by modulating leukocyte recruitment and oncogenic pathways in Helicobacter pylori-infected INS-GAS male mice [J]. Cancer Prev. Res., 2001, 4 (9): 1426-1435.

[4] DUNFORD A, et al. Tumor-suppressor genes that escape from X-inactivation contribute to cancer sex bias [J]. Nat. Genet., 2017, 49: 10-16.

[5] COOK M B, MCGLYNN K A, DEVESA S S, et al Sex Disparities in Cancer Mortality and Survival [J]. Cancer Epidemiol. Biomarkers Prev., 2011, 20 (8): 1629-1637.

2016 年的诺贝尔奖和癌症有什么关系？

2016 年的诺贝尔生理学或医学奖授予了日本分子细胞生物学家大隅良典，以表彰其在细胞自噬机制方面的研究。大隅良典教授是日本东京工业大学的名誉教授，但他研究的“自噬”机制，却是细胞里面不折不扣的清道夫：在自噬过程中，细胞内的无用蛋白质、损坏的细胞器（如线粒体）或入侵的微生物被吞噬泡包裹起来形成“自噬体”，然后与溶酶体融合，在溶酶体释放的水解酶的作用下，这些被回收的“破铜烂铁”被有效降解，提供细胞生长所需的物质。“变废为宝”是自噬的主要作用，这是细胞生长、发育过程中的一个高度可调控的生物机制。然而，随着年龄增长，年长者的细胞内的自噬作用会减弱，使得细胞无法及时清除陈旧细胞器、有害蛋白质或入侵的细菌、病毒。我们来想象一下，明天开始环卫工人再也不上班的场景吧！城市会陷入一片混乱。科学家们发现，自噬这位勤劳的清道夫其实是人体健

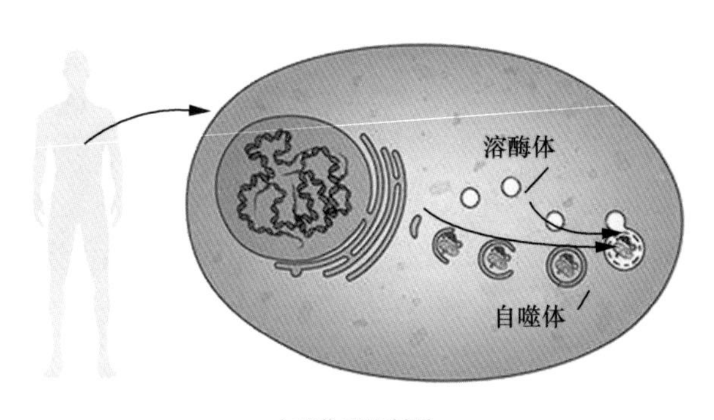

自噬作用机制图
（源自：www.nobelprize.org）

康的守护神，如果它的功能受到损伤，则会导致细胞内废物累积，与癌症、阿尔茨海默病、帕金森综合征和心肌炎等一系列疾病都相关。

苟日新，日日新，又日新。我们的身体每天都在自噬的帮助下为细胞排毒。自噬机制受到一系列基因的调控，可以对环境因子和内在调控因子做出响应，制造吞噬泡，将细胞内“废物”包裹起来，形成吞噬体。这些吞噬泡非常智能，它们只会扣押废物或者有害物质，比如说被损伤了的线粒体，如果不能被及时清理，它们不仅不能完成制造腺嘌呤核苷三磷酸（adenosine triphosphate，ATP）的任务，反而会产生大量的氧自由基，造成细胞氧化损伤。吞噬泡可以选择性地这些“废物”包裹起来，运输到溶酶体附近，然后两个囊泡相互融合。溶酶体是细胞内的回收再加工中心，会释放出各种水解酶将废物分解成细胞需要的物质。一些对人体有害的蛋白质聚合物，通常也被自噬机制有效清除。所以，自噬主要起到了保护细胞的作用，通过更新细胞组成、清除有害物质来避免细胞死亡。这种特性对神经细胞的健康特别重要，因为神经细胞一旦分化成熟之后，就不再更换位置，只能依靠自噬机制进行“大扫除”，直至死亡。

科学家们发现，自噬可以对很多应激信号做出响应。首先，自噬有利于细胞在压力环境中存活。大隅良典教授就巧妙地设计了饥饿实验，在饥饿和营养匮乏时，细胞会迅速产生自噬体来降解蛋白质或者细胞器，以获取营养，渡过难关。其次，自噬也有利于细胞内部“以旧换新”，在节省营养的同时还可以更新细胞的器件、蛋白质和磷脂膜。遭受感染的时候，自噬还能够帮助免疫系统降解侵入细胞内的细菌和病毒，甚至影响免疫应答。由此看来，自噬不仅仅是细胞内的清道夫，它简直是个全能物业管家，抵御衰老、调控免疫，以及更换损坏的细胞器等。因此，从理论上来说，增强自噬作用可以降低疾病发生，而自噬作用不正常工作时，就会引发一系列的疾病。

癌症

科学家们相信在普通细胞中，自噬主要起到抗肿瘤的作用。研究发现，敲除自噬相关基因会导致线粒体功能失调、增加氧化应激损伤，使得细胞对炎症因子更加敏感，由此进一步导致基因变异、诱发癌症。一些临床研究已经证实，40%～75%的乳腺、子宫和胰腺肿瘤中存在自噬调控基因异常。然而，在肿瘤细胞中，自噬也同样可以帮助肿瘤细胞渡过难关，对肿瘤的抗药性也有贡献。人们可以设计出选择性抑制肿瘤自噬机制的药物，与传统化疗药物联用以提高药效。

神经退行性疾病

随着年龄的增长，神经退行性疾病的发病风险会越来越高。这些神经退行性疾病都伴随着线粒体异常和蛋白质聚合体的不正常累积。帕金森病中的淀粉样蛋白沉积就是自噬机制失调的一个典型后果。在小鼠实验中，人们已经证实敲除自噬相关基因之后会促进神经功能退化和蛋白质聚合物的不正常累积；而使用药物增强自噬作用则可以缓解神经退化的病症。

衰老

自噬可以实现细胞的自我更新，有效降解损伤的细胞器件和失效蛋白质，因此被人们认为能够延缓衰老。与神经退行性疾病类似，衰老其实就是细胞废弃物和陈旧器件的沉积，而自噬作用无法有效清理它们。前面提到过，饥饿刺激可以引发细胞自噬，这也许可为我们提供一种通过节食来延缓衰老的方法。但“辟谷”等方法是否能真正有效延缓衰老在科学界还没有定论，在实验室里的研究得到可靠结论之前，我们不建议普通人替代“实验室小鼠”，在自己身上做实验。

人们真正开始认识到自噬机制，也不过25年光景。随着对自噬的调控机制的理解越来越深入，我们相信在不远的将来，人们能够通过药物来调控正常细胞里的自噬，降低癌症、阿兹海默病的发病，延缓衰老；或者，选择性抑制肿瘤细胞的自噬机制，加强癌症的治疗效果。毕竟，这位得了诺贝尔奖的清道夫在医学界崭露头角，人们期待它在治疗癌症、减轻肿瘤细胞耐药性的战场上大有作为呢！

参考文献

[1] CHOI A M, RYTER S W, LEVINE B. Autophagy in human health and disease [J]. N. Engl. J. Med., 2013, 368: 651–662.

[2] KLIONSKY D J. Autophagy: from phenomenology to molecular understanding in less than a decade [J]. Nat. Rev. Mol. Cell Biol., 2007, 8: 931–937.

[3] SHINTANI T, KLIONSKY D J. Autophagy in health and disease: a double-edged sword [J]. Science, 2004, 306: 990–995.

熬夜、生物钟和癌症：经常晚睡的你，应该怎么做？

2017年的诺贝尔生理学或医学奖颁发给了三位美国科学家杰弗里·C. 哈勒（Jeffrey C. Hall）、迈克尔·罗斯巴许（Michael Rosbash）和迈克尔·W. 扬（Michael W. Young），以表彰他们发现了“调控昼夜节律的分子机制”。他们的杰出贡献回答了这样一个长期困扰着人类的问题：“日出而作，日落而息”究竟是人类社会选择的作息制度，还是有其内在的生物学基础？通过在小小果蝇身上的实验，科学家们找到了拨动生物时钟的关键基因和调控蛋白。植物、动物乃至人类，都有昼

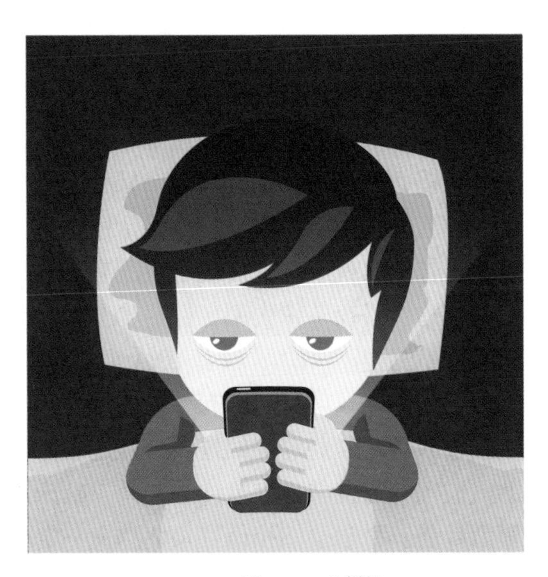

acreative/Shutterstock 授权

夜节律的调节机制，使得生物活动能够适应地球的转动周期——“日出而作，日落而息”的生物时钟是写在人类基因里面的客观规律。

然而，现代人类并不总是日出而作、日落而息啊！丰富多彩的夜生活让越来越多的城市成了不夜城；繁重的课业压力，让青少年们都得奋斗到深夜。此外，还有相当多的人需要夜里加班。尤其是医生、警察、工人等常常要值夜班，工作到天亮……人们不禁开始担忧：违背千百年来形成的作息规律会不会给人体带来伤害？熬夜会不会导致癌症呢？这是一个大家都非常关心的问题，科学家们也在努力寻找答案。

首先，我们来看权威机构的建议。国际癌症研究所把昼夜节律紊乱的轮班工作（shiftwork that involves circadian disruption）列为二级A类致癌物质，这意味着专家们认为打破昼夜节律对人体致癌的可能性较高，但只有有限的证据能证明其致癌性。目前，科学实验室里基于细胞和动物的实验，可以告诉我们昼夜节律失调能够增加癌症风险，而健康的生物时钟机制能够抑制癌症的发生和进展。这个从理论上来讲不难理解，我们来举个简单的例子：褪黑素。人眼睛中的视网膜能够感知环境中的蓝光亮度，在夜晚的时候，光暗信号能促进人的大脑分泌褪黑素。因此，褪黑素在深夜的时候分泌最多，随着天逐渐变亮又会减少。褪黑素是由大脑里的“中央时钟”发出的信号之一，能够帮助全身调节昼夜节律。然而，如果人长期熬夜或者深夜玩手机就有可能打乱褪黑素分泌的节奏，从而造成昼夜节律失调，进一步会导致细胞代谢异常：一旦造成DNA复制出错增加，或者DNA损伤修复效率降低，就有机会增加癌症风险。目前，已经有一些证据表明：褪黑素能调节人的免疫系统并抑制一些癌症的进展。但这些只是初步的实验数据，帮助人们理解癌症与昼夜节律的关系，临床上并没有针对癌症的褪黑素疗法。科学家们相信：长期熬夜一定会打乱这些激素的分泌节律，造成细胞昼夜节律失常，带来不良的后果。

那为什么打破昼夜节律只是2A级可能致癌呢？因为，目前并没有太多高质量的直接证据。科学家和医生们发现：经常上夜班会增加女性患上乳腺癌的风险，经常需要跨时区旅行的空姐患上乳腺癌的机会也有增加。如果我们希望找到熬夜导致癌症的确凿证据和作用机制，弄清楚因为熬夜到底增加了多少癌症病例，还需要进一步的研究和调查。与此同时，熬夜增加的癌症风险也可能与不健康的生活方式有关。毕竟，熬夜的时候，大家也都没闲着——吃顿烧烤，来点夜宵，喝杯小酒或者抽支烟，等等，这些行为本身也可能增加患上癌症的风险。晚上常吃夜宵引起的肥胖或者不健康食品的过量摄入，会导致患癌风险的上升。

现今微博上甚至流行一种说法：我们只要能养成规律的生物钟，长期熬夜，但很有节律地晚睡晚起，就能避免“作息不规律”带来的伤害了！这种说法乍一看很有道理，但是我们要知道，光是调节我们生物时钟的一个重要信号。如果卧室的光环境也没有同步模拟地球光环境的话，晚睡晚起还是会给人带来伤害。所以，最好的作息习惯还是让早晨的阳光唤醒我们美好的一天，在夜幕笼罩大地的时候沉沉地睡去。

那如果熬夜加班，无法避免呢？需要值夜班的人怎样才能降低熬夜带来的风险呢？加拿大癌症协会给出了切实可行的建议：值夜班的人更要注重健康的生活方式，包括健康饮食、积极锻炼、控制体重和戒烟限酒。即便感觉自己完全健康，也应该参加适合自己的癌症筛查。毕竟，如果无法避免熬夜，咱们就学会科学熬夜！

除了值夜班的客观要求，更多人的熬夜是由于对时间失去控制导致的。刷刷微博、看看小视频、玩玩游戏，一不小心就到了十二点。晚上十二点在很多年轻人的概念里甚至都不算深夜，但长期打破昼夜节律，真的会给我们的健康带来不良影响。养成良好的作息习惯，大家能早睡就早睡吧！

参考文献

[1] Canadian Cancer Society. Shift work and the circadian rhythm [EB/OL]. [2017-10-22]. http://www.cancer.ca/en/prevention-and-screening/be-aware/harmful-substances-and-environmental-risks/shift-work/? region=on.

[2] FU L, KETTNER N M. Chapter Nine-The Circadian Clock in Cancer Development and Therapy[J]. Prog. Mol. Biol. Transl. Sci., 2013, 119: 221-282.

[3] 科学网. 2017 年诺贝尔生理学或医学奖揭晓 [EB/OL]. [2017-10-22]. http://news.sciencenet.cn/htmlnews/2017/10/390081.shtm.

预防癌症

阅读了前面的“认识癌症”后，我们认识到：癌症的到来并不是悄无声息的，它是一种能够积极预防的疾病，我们可以尽量降低患癌的风险。然而，什么食物可以预防癌症？哪些检查能够真正帮助人们发现癌症、及早干预呢？媒体上的消息真真假假，令人难以判断。本章将解答这些疑惑，还会介绍更多有效降低患癌风险的方法。

预防医学的理念有点不美国。因为它意味着，首先要意识到敌人就是我们自己。

——《芝加哥论坛报》(1975 年)

上医治未病，中医治欲病，下医治已病。

——《黄帝内经》

“共建共享、全民健康”，是建设健康中国的战略主题。……推动人人参与、人人尽力、人人享有，落实预防为主，推行健康生活方式，减少疾病发生，强化早诊断、早治疗、早康复，实现全民健康。

——《“健康中国 2030”规划纲要》

预防癌症的灵丹妙药

长期以来，我们希望战胜癌症，但不知道努力的方向。各种各样的保健食品、药品打着预防癌症、治疗癌症的旗号，俘获人们的信任，掏空了人们的钱包。鱼龙混杂的抗癌食品，往往并不会给人带来好处，有的还会危害人体健康。那么我们到底应该怎么做，才能降低患癌的机会？预防癌症究竟有没有“祖传秘方”呢？

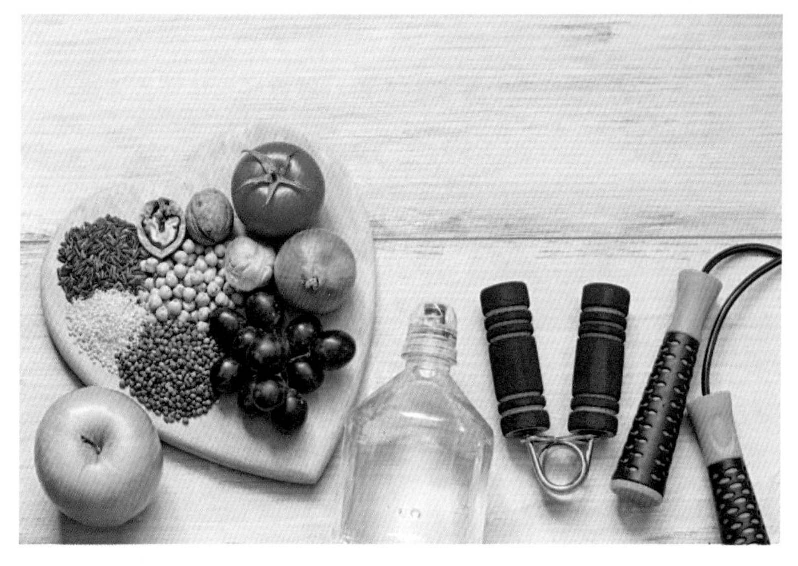

udra/iStock 授权

首先我们要有信心，癌症确实是一类可以预防的疾病。根据专家调查，只有 5%～10% 的癌症是由于遗传基因等内在因素引起，而高达90%的癌症都是由于生活方式、环境污染、病毒感染或辐射暴露等外界因素引起。人类可以通过积极主动地调整生活方式来战胜癌症！

事实上，健康的生活方式是最有效、最经济的预防癌症方法。世界卫生组织和美国癌症协会等权威机构认为：仅仅健康的生活方式一项，就能有效降低30%左右的癌症发病。这意味着，在中国每年430万癌症新增人群中有130万人是本应可以避免患癌的。如果我们每个人都行动起来，就完全可以避免这130万个家庭的伤痛，更可以减少随之而来的天价医疗费用。然而由于种种原因，从来没有人认真地告诉大家：我该怎么做才能真正预防癌症？这是一个价值千亿的问题，我们迫切地需要答案。

在揭开谜底之前，先请读者做一道选择题。请您选择，以下哪一项不会增加患癌风险：

A．吸烟　B．喝酒　C．肥胖　D．不健康饮食　E．不运动

答案是都不对！吸烟、喝酒、肥胖、不健康饮食和不运动都会增加患癌的概率。河南省肿瘤医院的主任医师陈小兵教授曾说过："一个癌字三张口，胡吃海喝加瞎抽 。"这句话极其精辟地总结了生活方式对预防癌症的重要性。怎样才能打造健康的生活方式呢？无数专家已经做了大量的研究，只要你做到以下五项，就可以有效预防癌症。

戒　烟

戒烟的重要性怎么强调都不为过。作为已被确认的一级致癌物，香烟对吸烟者和被动吸烟者都造成非常严重的伤害。根据世界卫生组织的有关资料，吸烟可导致肺癌、口腔癌、咽癌、喉癌、食管癌、胃癌、肝癌、胰腺癌、肾癌、膀胱癌和宫颈癌。除此之外，吸烟还增加心血管疾病、肺结核和糖尿病并发症的发病率。然而，戒烟无论什么时候都不晚，只要爱吸烟的朋友开始戒烟，就马上可以享受到好处。为了自己和家人，请吸烟的朋友务必立即戒烟。

限　酒

俗话说：无酒不成席。中国拥有着历史悠久又丰富多彩的酒文化。在餐桌上，酒能够增进人与人之间的感情，成为人际交往的润滑剂。古代诗人和艺术家也往往认为酒可以激发灵感。然而，酒精早已被世界卫生组织旗下的国际癌症研究机构确认为一级致癌物质。每个人都应当尽量减少对酒精的摄入。如果不能完全戒酒的话，我们应该将饮酒量限定在足够安全的范围内。美国癌症协会认定男性每天最多摄入两份酒，而女性每天不能超过一份。一份酒大概相当于一罐（330 毫升）啤酒，或者一杯红酒（140 毫升），或者一盅 40 度白酒（42 毫升）。虽然民间广为流传适量饮酒能够给人带来健康上的好处，例如活化血管、促进血液循环等，还有一些所谓的“保健酒”能够帮助人强身健体。然而，这些功效并没有足够的证据，更不值得我们为了预防心脏病，而猛喝红酒。

运　动

最近一项涉及 144 万人的大型研究表明，运动可以降低 13 种癌症的发病率，其中包括最常见的肝癌（降低 27% 的发病风险）、肺癌（26%）、结直肠癌（16%）、乳腺癌（10%）。另一项发表在《细胞代谢》（*Cell Metabolism*）的论文发现，运动能够增强机体内在的抗癌机制，调动体内的免疫细胞杀灭癌细胞。在小鼠实验中，运动甚至可以使小鼠体内的肿瘤体积变小。运动给人带来的好处是全方位的：改善心肺功能，增强人体免疫力，改善人体体质。那么怎样才算运动，多少运动才够呢？美国癌症协会推荐每周进行 150 分钟的中等强度运动，或者 75 分钟的高强度运动。中等强度的运动包括快走、跳舞、骑自行车等；而高强度运动包括跑步、足球、篮球等。生命在于运动，除了抗癌之外，适量运动还可以减少心脑血管疾病发生、促进心情愉悦，让人获益良多。

健康饮食

俗话说病从口入，癌症也不例外。而健康的饮食，例如富含蔬菜和水果、减少红肉（猪、牛、羊）和肉制品的均衡饮食可以有效降低患癌风险。英国专家估测健康饮食可以降低英国 10% 的癌症发病。科学家目前还没有彻底研究清楚，为什么饮食有着如此重要的影响，只知道蔬菜和水果中的维生素、抗氧化剂和纤维素能够带来显著好处，降低患癌风险。值得注意的是，通过膳食补充剂（比如维生素 E 药片）摄入的维生素、抗氧化剂和纤维素并没有抗癌的功效。美国癌症协会推荐大家每天吃一斤（2.5 杯，527 克）以上的蔬菜和水果，即可降低患肺癌、结肠癌、咽喉癌等癌症的概率。与此同时，世界卫生组织将红肉列为二级（可能）致癌物，将加工肉制品列为一级（确认）致癌物。但肉类（尤其是瘦肉）是优质蛋白的主要来源，我们可以尽量用禽肉和鱼肉替代红肉。我个人不赞成纯素饮食，美国癌症协会也不能认定纯素饮食是否会给抗癌带来额外好处。

保持合理体重

肥胖会增加患癌的风险，而中国以 9000 万肥胖人口位居世界首位。根据美国国立卫生研究院的调查，在美国有 4% 的男性癌症患者和 7% 的女性癌症患者可归因于肥胖。科学家们认为：超重和肥胖会增加人体内的胰岛素和胰岛素生长因子，这些激素会促进肿瘤生长。而保持体重在合适的范围内，就可以降低患癌风险。怎样才是合理的体重呢？医学界常用身体质量指数（body mass index，BMI）来帮助人们判断自己是否肥胖或者超重，将体重（千克）除以身高（米）的平方得到的数值就是 BMI 值。根据《中国成人超重和肥胖症预防控制指南》，BMI 值在 18.5～23.9 之间的是正常体重，24～27.9 之间的算是超重，而≥28 则为肥胖。为了降低患癌风险，肥胖人群应在保证营养的情况下，科学减肥，控制自己的体重在合理范围内。一份针对美国人的研究，认为BMI值在18.5～27.5之间的不肥胖人群已经算是患癌低风险了。

作为万病之王的癌症，给人们带来了太多的悔恨和遗憾。随着我们对癌症的认识越来越深入，人们找出了生活中增加患癌风险的因素，并可以尽力消除它们。本文提出的五点建议就是经过科学研究证实，能够有效预防癌症的生活方式，是我们主动管理身体、为健康负责的应有之举。降低患癌风险，不需要增加额外的花费，也不需要使用复杂的设备，只需要我们能够戒烟限酒、积极运动、健康饮食、控制体重，就可能每年减少130万中国人发病，节省大量医疗费用，避免无数生离死别。健康生活的一小步，是我们携手抗癌、战胜死神的一大步！

参考文献

[1] Cancer. Net Editorial Board. Obesity, Weight, and Cancer Risk [EB/OL]. [2017-07-05]. http://www.cancer.net/navigating-cancer-care/prevention-and-healthy-living/obesity-and-cancer/obesity-weight-and-cancer-risk.

[2] Cancer Research UK. How healthy eating prevents cancer [EB/OL]. [2017-07-05]. http://www.cancerresearchuk.org/about-cancer/causes-of-cancer/diet-and-cancer/how-healthy-eating-prevents-cancer.

[3] MOORE S C, et al. Association of Leisure-Time Physical Activity With Risk of 26 Types of Cancer in 1.44 Million Adults [J]. JAMA Intern. Med., 2016, 176: 816-825.

[4] PEDERSEN L, et al. Voluntary Running Suppresses Tumor Growth through Epinephrine-and IL-6-Dependent NK Cell Mobilization and Redistribution [J]. Cell Metab., 2016, 23: 554-562.

[5] SONG M, GIOVANNUCCI E. Preventable Incidence and Mortality of Carcinoma Associated With Lifestyle Factors Among White Adults in the United States [J]. JAMA Oncol., 2016, 2 (9): 1154-1161.

值得警惕的癌症先兆

发热、头痛和咳嗽等，这些都是身体给我们发送的信号，告诉我们身体运行可能不太正常。许多病症在发病的时候都会有一些先兆或者症状，癌症也不例外。如果我们能够准确识别身体发出的求救信号，能够及早发现身体不正常，在癌症早期就发现癌症，可以极大地提高治愈率。由于缺乏对癌症的警惕或者不了解癌症的症状，许多人往往是到了晚期才发现自己患癌。因此，了解癌症的先兆和症状、保持警惕、及时求医，能够帮助我们及早发现癌症，避免耽误治疗。

由于癌症并不是一种单一的疾病，各种病症与肿瘤的位置、大小和发展阶段都有关系。《欧洲肿瘤预防》上的一篇论文将

SICK ICONS

tulpahn/Shutterstock 授权

癌症分为三种：①生长在表层器官上的肿瘤，例如皮肤癌、乳腺癌、睾丸癌，这些癌症造成的肿块或溃疡等症状可以通过接触而及早发现。② 浅层器官上的肿瘤，例如膀胱癌和肺癌，这些癌症可以通过观察咯血或血尿等症状而被较早诊出。③ 内部器官的癌症，如肝癌和胰腺癌。这些癌症通常并没有外部症状，人们很难自己发现。只有等到肿瘤长到足够大，开始压迫器官或者转移的时候，人体才会出现病症。世界卫生组织认为应加强对公众的健康教育，帮助大家认清癌症的先兆和症状，尤其是乳腺癌、宫颈癌、口腔癌、喉癌、结肠癌、直肠癌和皮肤癌的相关症状。例如，皮肤癌如果在早期被发现，可以轻而易举地使用手术将之移除，5 年生存率高达 98%。然而，一旦皮肤癌开始转移，简单的手术移除并不能有效控制病症，5 年生存率迅速跌到 16%。

因此关爱身体，重视身体的变化，其实对防癌、抗癌是一件好事。对待宝贵的身体，娇气一点不是错，是对自己的生命负责。在参照了美国癌症学会、英国癌症研究会和世界卫生组织的有关材料后，我们将癌症的先兆和症状整理如下，供大家参考。

排便和排尿习惯的改变

大小便有可能反映人体的健康情况。长期便秘、腹泻、便血或者大便形状改变有可能是结肠癌的征兆。排尿时疼痛、尿中有血、排尿更频繁或者更急迫，可能跟膀胱癌或前列腺癌相关。如果以上异常持续出现，应当引起我们的重视。

无法愈合的伤口或者溃疡

我们可以密切关注体表出现的异常情况。皮肤癌可能会造成出血、无法愈合的伤口或溃疡。长期口腔溃疡有可能是口腔癌。因为口腔表皮细胞每两周就会全部更新一次，一般的口腔溃疡不会持续太久。如果口腔溃疡 3 周以上还没有好，应当报告给医生。尤其是高危人群，例如吸烟、嚼烟草或槟榔，或者经常饮酒的人群，如果出现了持续口腔溃疡，应当马上寻求医生帮助。

口腔或舌头上出现白色斑点

口腔或舌头上的白色斑点有可能是黏膜白斑，这是一种由反复刺激引发的癌症先兆。这种口腔黏膜白斑通常是由吸烟引起的细胞异常。这时候，还没有达到细胞癌变的程度。如果不治疗的话，则有机会发展成口腔癌。每日刷牙的时候，我们不妨留心观察一下舌头。任何口腔内部的长期变化都要引起警惕，尽快请医生进行检查。

不正常流血或流脓

不正常的流血或流脓也可能是癌症的症状。咳嗽时带血丝有可能是肺癌的征兆；大便带血（看上去有可能是深色或者黑色的粪便）可能是结肠癌或直肠癌；血尿可能是膀胱癌、前列腺癌或肾癌的征兆；乳头流脓可能是乳腺癌的症状；阴茎或阴道出血或者溃疡可能跟感染或癌症有关，也应立即就医；宫颈癌的一个症状就是容易接触性出血。女性应当对非月经期的阴道出血提高警惕。

乳房、睾丸或身体其他部位变得肥厚或出现

前面我们说过生长在表层器官的肿瘤可以被人们感觉到，例如乳腺癌、睾丸癌、淋巴瘤。在身体的任何部位出现肿块或者变得肥厚有可能是癌症的早期症状，也有可能预示着肿瘤已经发展到了晚期，尤其应当注意颈部、腋窝、胃部、腹股沟、胸部和睾丸的变化，特别是发现肿块变大时，应当立即求医。值得注意的是，有些乳腺癌可能会导致乳房皮肤变红或者变厚而不出现肿块。这些变化也应引起我们的注意。

不消化或者吞咽困难

不消化或者吞咽困难可能是食管癌、胃癌或者喉癌的征兆。但和别的癌症征兆一样，它们其实更可能是由其他疾病引起的。

胎记、痣或者疣的变化

任何胎记、痣或者疣的变化，包括颜色、形状和大小发生变化，或者边界变得不清晰，都应该立即就医。这些变化可能是皮肤癌的症状，如果可以早发现、早治疗，几乎都可以痊愈。

持续咳嗽或者声音沙哑

持续咳嗽可能是肺癌的征兆，而声音沙哑可能是喉癌或甲状腺癌的征兆。

以上虽然是某些癌症的症状，但很有可能是由别的一些疾病导致的。我们的身体非常复杂，不必为了出现某些症状就过于恐惧。然而，如果病症持续较长时间，甚至不断恶化的时候，一定要充分引起重视，立即寻求医生的帮助。即便不是由于癌症导致的以上症状，我们寻求医生的帮助来发现身体异常的原因，也对我们的健康有帮助。

癌症还有一些共有的症状，例如，不明原因的体重减轻（短时间内达 5 千克）、发热、极度疲倦（休息也无法缓解）、不明原因的疼痛、呼吸困难以及皮肤变黄、变红、变黑或者发痒等。跟前面的症状一样，这些症状更有可能是由其他的原因而非癌症引发的。但如果它们持续时间较长，甚至发生恶化，请就医检查。

人们其实并不总是能及时注意到这些身体发来的预警信号。从人们发现了自身的这些症状，到最终去寻找医生咨询、拿到确诊报告之间的时间间隔越短越好。诊治癌症，时间就是生命！人们耽误癌症诊断的原因有很多，包括忽视这些症状，甚至因为害怕，而不敢去见医生。癌症的症状有时候也跟别的病症一样，人们比较容易忽略或者有侥幸心理，例如，便血更多的时候是由于痔疮等。但无论如何，我们不应忽视这些症状，即便是别的疾病造成的症状，我们也应该去寻求医生的帮助，以尽量弄清病因、排除癌症风险。我们前面讲到内部器官的癌症往往并没有早期症状，那么我们应该怎么早日发现它们呢？详情请见下一节的癌症筛查。

参 考 文 献

[1] World Health Organization. Early detection of cancer [EB/OL]. [2017-07-04]. http://www.who.int/cancer/detection/en/.

[2] American Cancer Society. Signs and Symptoms of Cancer [EB/OL]. [2017-07-04]. http://www.cancer.org/cancer/cancerbasics/signs-and-symptoms-of-cancer.

[3] Cancer Research UK. Key signs and symptoms of cancer [EB/OL]. [2017-07-04]. http://www.cancerresearchuk.org/about-cancer/cancer-symptoms#accordion_symptomso.

[4] National Health Service. Cancer-Signs and symptoms [EB/OL]. [2017-07-04]. http://www.nhs.uk/Conditions/Cancer/Pages/Symptoms.aspx.

防患于未然的癌症筛查

前面我们提到，熟悉自己的身体变化，及早发现癌症的先兆和症状可以帮助我们及早发现癌症，以起到早发现、早治疗的效果。然而，并不是所有的癌症都是有症状的，仅仅依靠个人自检来发现这些症状仍有可能耽误很多癌症的治疗。科学家和医生们开发了许多有用的早期检测手段。不同于癌症诊断，癌症筛查是指没有任何异常症状的时候，人们主动出击检测早期癌症，以期在肿瘤较小或没有转移的时候，获得最佳的治疗效果。

如果能早期发现癌症，对于很多癌症的治疗都意义重大。比如说宫颈癌，如果妇女定期接受宫颈抹片检查，医生在显微镜下观察到异常细胞后就开始治疗，治愈率几乎 100%。这是因为，宫颈细胞的癌变过程往往长达 10 年，给人们筛查和治疗留足了时间。但有些凶猛的癌症并不适合癌症筛查，由于缺乏足够灵敏

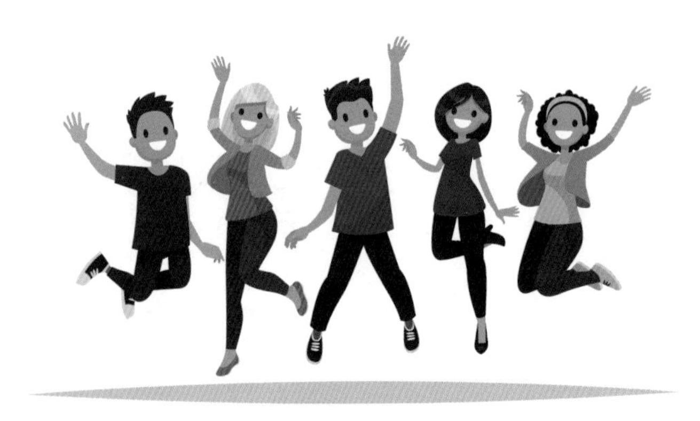

tynyuk/Shutterstock 授权

即便没有任何不适症状的健康人群，也应进行癌症筛查。

的筛查手段，这些癌症一旦被筛查出来，往往已经到了晚期，并没有给医生太多的治疗、干预时间，就会迅速恶化。

目前，癌症早期筛查项目有很多。“癌症筛查套餐，送给关爱的人！”“送礼不如送健康，PET/CT 全身扫描，帮您发现早期肿瘤！”随着人们对健康越来越重视，一些医院隆重推出了各种癌症体检项目。是不是所有的癌症体检项目都值得做呢？是不是癌症筛查做得越多越安全呢？答案自然是否定的。“癌症筛查”的火爆并不能保证其有效。不灵敏的癌症筛查手段并不会给人们带来任何好处。一方面，许多癌症并没有特征的癌症标记物，这些不灵敏的检测有可能会谎报军情，明明没有癌症，却筛查出来有癌症，或者知情不报，明明已经患上了癌症，却没能检查出来。另一方面，发展缓慢且温和的癌症，也没有必要筛查。这些癌症可能会伴随人一生，也不会发病，筛查出来之后采取的治疗、干预反而会给人带来不必要的伤害。只有科学、理性地选择癌症筛查项目，才能真正从中获益。否则不仅花了冤枉钱、浪费了时间，还会损害身体。所以请您认真阅读接下来的文字，这些关于癌症筛查的介绍和分析不仅会帮您省钱，把体检的钱用在最有效的项目上，更重要的是，它们还有可能救命，事实上癌症筛查已经救了成千上万人的命了。

根据美国癌症协会的相关文献，目前公认能给人带来好处，值得大众广泛参与的癌症筛查只有：宫颈癌、乳腺癌、结直肠癌、子宫癌、肺癌（高危人群）的筛查。下面将结合中国国情和美国癌症协会等权威机构的推荐，逐一介绍。

宫颈癌的筛查

中国 2015 年宫颈癌新增患者 9.9 万人，新增死亡 3.0 万人，而定期进行宫颈抹片检查可以降低 60%～90% 的宫颈癌死亡率。美国癌症协会推荐女性应从 21 岁开始进行宫颈癌筛查；21～29 岁的女性应每 3 年进行一次宫颈抹片检查；30～65 岁的女性应每 5 年进行一次宫颈抹片检查联合 HPV 检查（更加推荐此联合筛查方式），也可以每 3 年进行一次宫颈抹片检查；超过 65 岁的女性如果之前连续 10 年的筛查结果都正常，不应再继续宫颈癌筛查；接种了 HPV 疫苗的女性也应该参照以上建议，进行宫颈癌筛查。值得注意的是，宫颈抹片检查每 3 年一次就够了，不必过度紧张，更加频繁的每年一次宫颈抹片检查并不会带来额外的好处。

乳腺癌的筛查

中国 2015 年乳腺癌新增患者 27 万人，新增死亡 7.1 万人，而定期进行乳房 X 线影像检查可以降低 30% 的乳腺癌死亡率。经过筛查及早发现和治疗乳腺癌，5 年存活率可高达 90%。美国癌症协会推荐 40～44 岁的女性可以开始进行每年一次的乳房 X 线影像检查；45～54 岁的女性应该每年进行乳房 X 线影像检查；超过 55 岁的女性应每两年进行一次乳房 X 线影像检查，也可继续沿用每年一次的频率；所有的女性都应该知道乳房 X 线影像检查的好处、局限和潜在风险。与此同时，媒体上经常宣传的乳房自我检查并不是有效的筛查方法，并不会降低乳腺癌的死亡率，反而会导致良性肿瘤检出或者“假阳性”案例增多，带来额外的焦虑和不必要的后续检查。中国台湾已明确反对教育女性做乳房自检，美国癌症协会也不做推荐。

结直肠癌的筛查

中国 2015 年结直肠癌新增患者 38 万人，新增死亡 19 万人，而如果进行结肠癌筛查（包括粪潜血测试和结肠镜）可以降低 70% 的结肠癌死亡率。美国癌症协会推荐所有人都应从 50 岁起，进行以下任何一项结肠癌筛查：每 5 年一次软式乙状结肠镜检查，或者每 10 年一次结肠镜检查，或者每 5 年一次钡剂灌肠检查，或者每 5 年一次 CT 结肠成像检查。而中国台湾地区卫生主管部门则推荐使用更加方便、廉价的定量免疫法粪潜血检查，如果检查结果有异常，则需进一步的结肠镜检查。目前，在我国一些地区已经进行了推广。

子宫癌的筛查

中国 2015 年子宫癌新增患者 6.3 万人，新增死亡 2.2 万人。美国癌症协会推荐更年期的所有女性都应了解子宫癌的风险和症状。如发现阴道异常出血或点状出血，应立即报告给医生，听取医生专业意见。

肺癌的筛查

中国 2015 年肺癌新增患者 73 万人，新增死亡 61 万人。美国癌症协会并不推荐普通人群进行肺癌筛查，仅推荐吸烟的高危人群筛查。只有 55～74 岁的健康人群，吸烟年数乘以每天吸烟的包数大于 30 包年[①]，且仍在吸烟或者戒烟不满 15 年的，才推荐他们每年进行一次低剂量 CT 胸部扫描。其余人群进行肺癌筛查，并没有必要。

以上 5 项筛查，是被权威机构证明最有用的癌症筛查项目，也是每个符合条件的人应该接受的癌症筛查项目。长远看来，这些行之有效的癌症筛查可以有效防治癌症、降低死亡率，并且节省医疗费用。但可悲的是，由于对癌症筛查的教育和推广不足，我国的癌症筛查覆盖率极低。很多人都是出现癌症症状之后，才去做第一次宫颈抹片检查、第一次结肠镜检查、第一次乳腺癌筛查。到时候即便筛查出来癌症，往往也错过了最佳治疗时期。亲爱的读者，请立即为自己制定专项筛查计划，也请立即联系自己的父母，为他们安排合适的筛查项目。这是能够给我们带来切实好处的癌症筛查，健康是我们最好的投资。

然而，目前市面上流行的一些设计得不科学的癌症体检套餐，并不会给受检人群带来任何好处。例如，检测了一系列肿瘤

① 包年＝每天吸烟的包数 × 连续吸烟的年数。

标记物，或者无差别地给受检者做 PET/CT（每次都要上万元）。这些不灵敏的肿瘤标记物检查，假阳性率非常高。明明没有癌症，却谎报军情，给人们带来不必要的精神压力和后续医疗检查。而 PET/CT 本身就是一种辐射影像技术，有致癌的风险。健康人群根本没有必要做这些所谓的“癌症体检套餐”。做那些检查，有害无益！

科学地接受癌症筛查能够有效降低宫颈癌、乳腺癌、结肠癌、子宫癌、肺癌（高危人群）的死亡率，但癌症有很多种，那些给中国人带来最严重伤害的癌症（肝癌、肺癌、胃癌、食管癌）依然缺乏有效的筛查手段。在中国，每天都有 1.2 万人近乎绝望地接到癌症确诊报告，与此同时，7500 人则因为癌症永远地失去了生命。面对如此惨痛的事实，我们应该怎么办？一方面，科学家和医生应携手开发更加灵敏、准确和安全的新型癌症筛查方法；另一方面，每个人都应该对自己的生命和健康负责，努力降低患癌风险。毕竟，癌症筛查虽然能够降低一些癌症的死亡率，但并不是有效预防癌症的灵丹妙药。预防才是最好的治疗！

参考文献

[1] WILT T J, HARRIS R P, QASEEM A, et al. High Value Care Task Force of the American College of, P. Screening for cancer: advice for high-value care from the American College of Physicians [J]. Ann. Intern. Med., 2015, 162: 718–725.

[2] SMITH R A, et al. Cancer screening in the United States, 2015: a review of current American cancer society guidelines and current issues in cancer screening [J]. CA Cancer J. Clin., 2015, 65: 30–54.

[3] American Cancer Society. American Cancer Society Guidelines for the Early Detection of Cancer [EB/OL]. [2017-06-28]. https://www.cancer.org/healthy/find-cancer-early/cancer-screening-guidelines/american-cancer-society-guidelines-for-the-early-detection-of-cancer.html.

中国最凶险的 5 种癌症，我们应该如何预防？

之前我们讨论过癌症并不是一种疾病，而是一类细胞异常增殖疾病的总称。2015 年，我国新增病例数排前五位的癌症是肺癌、胃癌、食管癌、肝癌和结直肠癌。这 5 种发病率高的癌症占癌症新增病例总数 60% 以上，它们也是十分凶险的癌症，治疗效果有时候并不理想，因这 5 种癌症导致的死亡数占总死亡数的 75%。其实，预防是最好的治疗。本文中，我们就来和大家仔细介绍一下这 5 种常见的癌症，希望大家能认清这些癌症的风险因子，学会有效地预防和筛查。

肺　癌

肺癌是我国癌症头号杀手，2015 年有 73 万新增病例，造成 61 万人死亡。90% 的肺癌都与吸烟相关。此外，二手烟、厨房油烟、氡气和空气污染也都会增加患肺癌的风险。推荐吸烟的高危人群进行肺癌筛查。如果您是 55～74 岁的烟民，吸烟年数乘以每天吸烟的包数大于 30 包年，且仍在吸烟或者戒烟不满 15 年，推荐进行每年一次低剂量胸部 CT 扫描。不推荐其他人群进行肺癌筛查，因为目前的筛查方法给普通人群不会带来收益。

胃　癌

我国胃癌发病约占全世界的一半，2015 年有 68 万新增病例，造成 50 万人死亡。胃癌最大的问题还是病从口入，与一些地区的不良饮食习惯有关。例如，食用腌制咸菜和霉变、烟熏、油炸食品以及感染幽门螺杆菌都会增加患胃癌的风险。怎样才能有效预防呢？我们推荐40岁以上的高危人群可以每两年进行一次胃镜筛查。哪些是高危人群？曾经有过胃癌家族病史，或者患有胃溃疡、胃息肉、慢性萎缩性胃炎的人都算是高危人群，都可以参加筛查。

食管癌

我国也是食管癌大国，2015年有48万新增病例，造成38万人死亡。在一些冬季缺乏蔬菜水果，而长期依赖咸菜生活的地区，食管癌尤为高发。食用腌制咸菜、烟熏和油炸食品、吸烟喝酒以及烫热饮食都会增加患食管癌的风险。吞咽食物出现困难是大多数食管癌患者的第一症状。目前并没有常规筛查项目，推荐40岁以上的高风险人群定期进行内镜检查。

肝　癌

2015年我国有47万新增病例，造成42万人死亡。乙型肝炎病毒和丙型肝炎病毒的慢性感染是最常见的诱发肝癌的风险因素，大量饮酒或肥胖导致的肝硬化也会增加患肝癌的风险，此外发霉食物中的黄曲霉毒素也会诱发肝癌。为新生儿及时接种乙肝疫苗可以有效预防感染乙肝。目前没有常规筛查项目，如果出现不适，请及时就医，医生会根据患者的情况推荐相应的检查。

结直肠癌

2015年我国有38万新增病例，造成19万人死亡。高脂肪低纤维的饮食习惯、有结肠息肉病史或者直系亲属中有结直肠癌患者的都会增加患结直肠癌的风险。美国癌症协会推荐所有人都应从50岁起进行结直肠癌筛查。前面我们已经详细介绍了如何进行结直肠癌的筛查，在此不再赘述。

以上5种癌症，就是非常凶残的5种癌症。当我们认真了解它们之后，才会发现这些看上去非常凶残的癌症其实都是可以有效预防的。不吸烟就能极大地降低肺癌的风险，及时接种乙肝疫苗可以有效地避免肝癌，而胃癌、食管癌、结直肠癌其实都与人们的饮食习惯有关。然而，就是这 5 种我们本能够避免的癌症，每年夺走了超过 210 万中国人的生命，给我们的社会和家庭带来巨大的伤痛。我相信，只要我们行动起来，转变健康理念，一定能够战胜这些最为凶残的癌症！

参考文献

[1] CHOI K S, SUH M. Screening for Gastric Cancer: The Usefulness of Endoscopy [J]. Clin. Endosc., 2014, 47: 490–496.

[2] GAO Q Y, FANG J Y. Early esophageal cancer screening in China. Best Pract [J]. Res. Clin. Gastroenterol, 2015, 29: 885–893.

癌症基因检测靠谱吗？

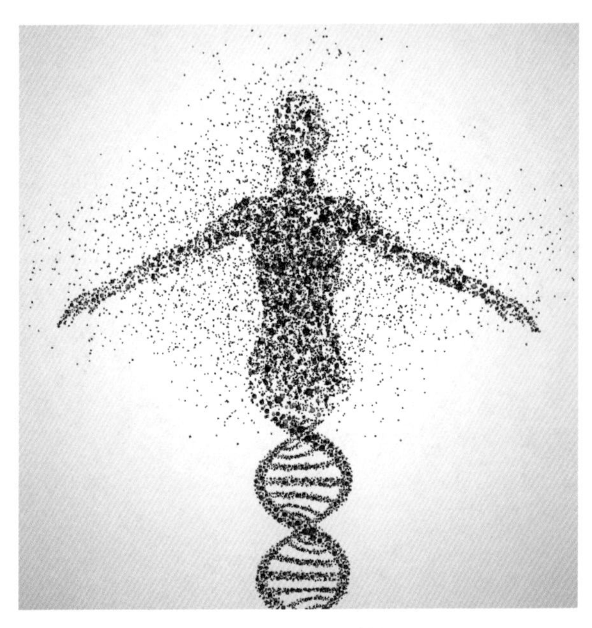

Lonely/Shutterstock 授权

不知道你是否看过这些广告："只要一点点血或一点点口腔黏膜细胞，就能进行基因检测，告诉你患癌风险，为你的基因解码！"基因检测又刮起了一阵风，仿佛要吹走所有人的癌症。诚然，很多肿瘤细胞都伴随着特征性的基因变异。通过基因检测，从道理上来讲可以帮助我们了解自身可能面临的风险，为预防、筛查和治疗癌症提供帮助。商家们自然也充分利用这一点，打着"精准医疗"、帮您发现个体患癌的旗号，大行其道。

但普通人是否有必要进行预防性基因检测来了解自身的患癌风险呢？答案是：具体问题，具体分析。对大部分人而言，没有必要进行预防性癌症基因检测，因为帮助不大。

为什么帮助不大呢？

因为我们已经知道，只有 5%～10% 的癌症是由遗传基因等内在因素引起的。而且，针对这 5%～10% 的癌症，预防性基因检测只能告诉我们这些：

（1）它只能告诉我们是否具有与癌症相关的基因变异，并不能告诉我们是否会患癌。

（2）即便查出了与癌症相关的基因变异，患癌风险甚至高达 80%，也无法确认我们到底会不会得癌症、什么时候会得。如果缺乏专业人士的解读和进一步的医疗干预手段，预防性基因检测只会给受检者带来不必要的恐慌。

（3）即便检测结果显示我们非常健康，没有致癌相关基因，就可以保证我们从此不用担心癌症了吗？答案是否定的。生活永远会给自己留一手，周而复始的不健康生活方式会在很大程度上把我们推向癌症。

花那么多钱，不但没能解决问题，最后得到的可能是更多的问号，以及没有必要的提心吊胆。这不是花钱买自己不开心嘛?！然而，预防性基因检测也并不是毫无用处。对于有明显家族性遗传特征的癌症高发人群来说，预防性基因检测可能会帮助这部分人更早地采取措施，降低患癌风险。所以，在你决定做基因检测之前，不妨先和拥有专业资质的临床医生聊一聊，弄清楚以下几个问题：

（1）你个人或者家人是否曾被诊断出癌症，这些癌症是否与某种基因变异相关？

（2）你个人或者家人是否曾在年轻时就被诊断出某种癌症？年轻时患癌可能与遗传基因变异有关。

（3）你的家人（尤其是直系亲属）是否曾被检出携带有癌症相关的变异基因（如 BRCA1）？

（4）如果检测出有害的变异基因，是否可以采取干预措施，降低患癌风险？

只有明确了这些问题，才能更好地决定有没有必要进行预防性基因检测。说到这里，估计很多人都会想到我们熟知的影星——安吉丽娜·朱莉。朱莉的两位家人（外婆和母亲）均因乳腺癌去世，她就属于上文提到的有明显家族遗传特征的癌症高发人群。基因检测结果也显示她携带有高风险的BRCA1变异基因。据医生估测，朱莉患乳腺癌的风险为87%，患卵巢癌的风险为50%。随后，朱莉也及时采取了预防性手术措施，相继切除了乳腺和卵巢。

所以，在准备做预防性癌症基因检测之前，一定要了解自己的家族病史，和专业人士进行充分的沟通，弄明白基因检测能为你带来什么、是否真的有用。这是对自己的健康负责，也是对自己的钱包负责。然而值得注意的是，对于已经罹患癌症的患者，有时候医生会对采样的癌细胞进行基因测序。这时候，基因检测可以帮助医生定位肿瘤的突变基因，为个性化医疗和精准用药提供必要信息，提高医疗效果。尤其是在使用靶向药物治疗癌症时，患者必须在医生的指导下进行基因测序之后才能用药，切勿自作主张。因为这些昂贵的靶向药物只对具有某些基因突变的癌症才有疗效，盲目服用不仅会增加患者的经济负担，还有可能干扰用药、耽误最佳治疗时机。例如，在使用靶向药物克唑替尼（赛可瑞）治疗转移性非小细胞肺癌（nonsmall-cell lung cancer，NSCLC）之前，患者必须进行基因检测确认肿瘤细胞中存在ALK突变；在使用吉非替尼（易瑞沙）之前，也必须检测是否存在表皮生长因子受体（epidermal grouth factor receptor，EGFR）突变。但这些基因测序是在医院进行的对癌症患者的肿瘤基因测序，与市场上的面向健康人群的预防性癌症基因测序完全不同。

这个世界不存在“一劳永逸”的事情，癌症也不太可能轻易被基因检测的大风吹走。如果大家真的在意自己和家人的健康，担心癌症找上门，是不是选择健康的生活方式、定期做癌症筛查更靠谱呢？

参考文献

[1] American Cancer Society. Should I Get Genetic Testing for Cancer Risk? [EB/OL]. [2017-07-01]. http://www.cancer.org/cancer/cancercauses/geneticsandcancer/should-i-get-genetic-testing-for-cancer-risk.

[2] American Cancer Society. Understanding Genetic Testing for Cancer [EB/OL]. [2017-07-01]. http://www.cancer.org/cancer/cancercauses/geneticsandcancer/understanding-genetic-testing-for-cancer.

[3] Cancer Research UK. Inherited genes and cancer types [EB/OL]. [2017-07-01]. http://www.cancerresearchuk.org/about-cancer/causes-of-cancer/inherited-cancer-genes-and-increased-cancer-risk/inherited-genes-and-cancer-types.

[4] Cancer. Net Editorial Board. Genetic Testing for Cancer Risk [EB/OL]. [2017-07-01]. http://www.cancer.net/navigating-cancer-care/cancer-basics/genetics/genetic-testing-cancer-risk.

[5] National Health Service. Predictive genetic tests for cancer risk genes [EB/OL]. [2017-07-01]. http://www.nhs.uk/Conditions/predictive-genetic-tests-cancer/Pages/Introduction.aspx.

维生素 C 有那么神奇吗？

提高人体免疫力！预防感冒！减少癌症！请快快服用纯天然维生素 C 片！怎么样，看上去是不是非常眼熟？朋友圈里的微商、保健品的销售人员，甚至一些养生“专家”都曾向我们宣传过维生素 C 的好处，其中就包括一代化学宗师——莱纳斯·鲍林。鲍林教授曾获得过两次诺贝尔奖（另一位获得两次诺贝尔奖的是居里夫人），在化学的很多领域都有开创性贡献。不相信微商，总要相信诺贝尔奖得主吧！还不赶快买买买，把维生素 C 产品加入购物车？

然而，鲍林教授这次真的错了。这位化学权威并不是医学专家，他提出的大量口服维生素 C 的好处并没有扎实的科学证据。倔老头不服输，相继写下了《维生素 C 与癌症》《怎样才能（像我一样）健康长寿》等书，引发了 20 世纪在美国关于维生素 C 的最大论战。1985 年，发表在顶级医学期刊《新英格兰医学杂志》上的一篇涉及 100 位癌症患者的研究表明：维生素 C 疗法根本无效。另一些大规模研究也相继得出结论：维生素 C 预防癌症的功效缺乏证据。这件事情似乎已经盖棺定论：服用维生素 C 片不能预防癌症，也不能治疗癌症。

按道理说，维生素 C 是一种抗氧化剂，能保护机体免受氧化自由基的损害，而人的衰老就是一个缓慢的氧化累积的过程。很多疾病，包括癌症、糖尿病和老年痴呆等，也都与人体内的氧化损伤有关。为什么服用维生素 C 却没有收到理想的效果呢？这是因为人体的代谢实在太复杂了。人体本身就有非常精巧的抗氧化系统来消除自由基，这套系统包括多种酶和抗氧化物，维生素 C

在其中起到的作用并不如我们想象的那么大。少量摄入维生素 C 不能充分发挥其抗氧化的效果，大量摄入维生素 C 反而有可能打破体内精巧的平衡。更加重要的是，人们发现维生素 C 在水溶液中非常不稳定，极其容易被氧化。水果切开后容易发黄甚至变成褐色、蔬菜炒得过熟也会颜色发暗，这些都显示维生素 C 已经被氧化。被氧化的维生素 C 完全丧失其抗氧化的作用，甚至有可能助纣为虐，进一步消耗体内别的抗氧化物，造成氧化自由基的不正常增高和氧化损伤。

什么?! 维生素 C 不仅不能在体内发挥抗氧化的作用，还有可能促进氧化损伤？这是真的。近期的一系列研究表明大量维生素 C 有可能给细胞，尤其是癌细胞造成氧化损伤。2015 年发表在顶级学术期刊《科学》上的一项研究表明：维生素 C 进入水溶液中就自动被氧化成脱氢抗坏血酸，这种氧化产物会选择性地进入具有 KRAS 和 BRAF 突变的癌细胞内，并耗尽细胞内的抗氧化物，增加氧化自由基累积，导致癌细胞死亡。虽然目前证实在小鼠身上注射高浓度的维生素 C（相当于每天吃 300 个橙子）对有 KRAS 和 BRAF 突变的肿瘤有疗效，但是这项研究离临床还很远，也无法确定对人体的风险和疗效。

醒目提示：美国食品药品监督管理局目前并没有批准任何一项癌症的维生素 C 疗法。

其实，维生素 C 作为人体必需的营养素，参与胶原质合成，让皮肤更加紧致、有弹性；而缺乏维生素 C 会导致牙周炎、坏血病，伤口也不容易愈合。我们的人体既不能制造，又不能储存维生素 C，需要在饮食中补充足够的维生素。那么我们应该如何摄入维生素 C 呢？最好的建议来自美国癌症协会：每天吃 2.5 杯（527 克）新鲜蔬菜和水果。只有这些富含维生素和纤维素的蔬菜和水果才能降低患癌风险，而任何维生素膳食补充剂都没有预防癌症的功效。天然的食物是大自然对人类最好的馈赠，但人们却转而青睐市面上那些成分单一、功效可疑的膳食补充剂。其实，食物对人的滋养远非那些“高科技保健品”可以媲美。吃新鲜的蔬菜瓜果，而非药片，这才是信奉科学、理性消费的我们应该做的。

参考文献

[1] National Cancer Institute. Antioxidants and Cancer Prevention [EB/OL]. [2017-07-05]. https://www.cancer.gov/about-cancer/causes-prevention/risk/diet/antioxidants-fact-sheet.

[2] MOERTEL C G, et al. High-dose vitamin C versus placebo in the treatment of patients with advanced cancer who have had no prior chemotherapy. A randomized double-blind comparison [J]. N. Engl. J. Med., 1985, 312: 137-141.

[3] YUN J, et al. Vitamin C selectively kills KRAS and BRAF mutant colorectal cancer cells by targeting GAPDH [J]. Science, 2015, 350: 1391-1396.

[4] American Cancer Society. Common questions about diet and cancer [EB/OL]. [2017-07-05]. https://www.cancer.org/healthy/eat-healthy-get-active/acs-guidelines-nutrition-physical-activity-cancer-prevention/common-questions.html.

哪些食物致癌，哪些食物抗癌?

我们知道，饮食对我们的健康影响非常大，所以有“病从口入”的说法。癌症的成因非常复杂，我们前面也讨论了许许多多的癌症风险因子，饮食习惯在癌症的发病过程中起到非常重要的作用。尤其是我们中国，饮食文化博大精深，各地都有自己独特的饮食习惯。本节将讨论：我们生活中的致癌食品有哪些？坊间流传的那些抗癌食品中，哪些真正能起到降低癌症风险的效果，又有哪些是让人花了冤枉钱?

总的来说，新鲜的瓜果蔬菜、鸡鸭鱼肉、蛋奶以及豆制品都能够为人提供各种各样的营养物质，它们都不是致癌食品。只要吃得新鲜健康，就不必担心日常饮食中会有致癌物质。我们中国人可能接触最多的致癌食品是咸菜和加工肉制品等富含亚硝酸盐的食物。在烹饪的过程中或者在体内，亚硝酸盐会被还原成强致癌物质亚硝胺。动物实验已经证实了亚硝胺可以导致基因突变，具有明显的致癌性。根据流行病学的调查：摄入亚硝胺越多的地区，胃癌和食管癌的发病率就越高。例如，当年河南林县的食管癌发病率全国第一，就与当地人爱吃咸菜等腌制食物有关。由于

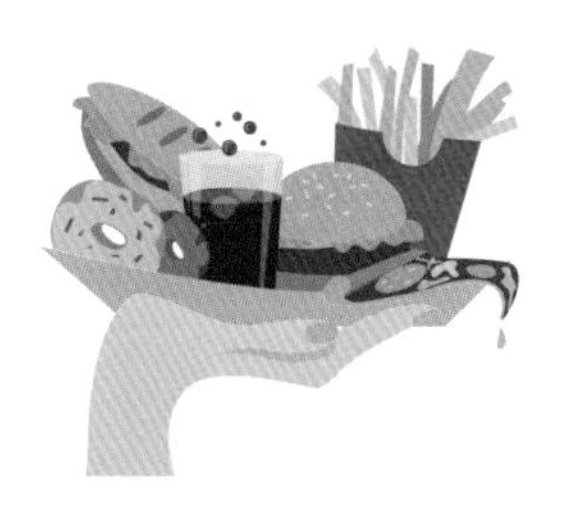
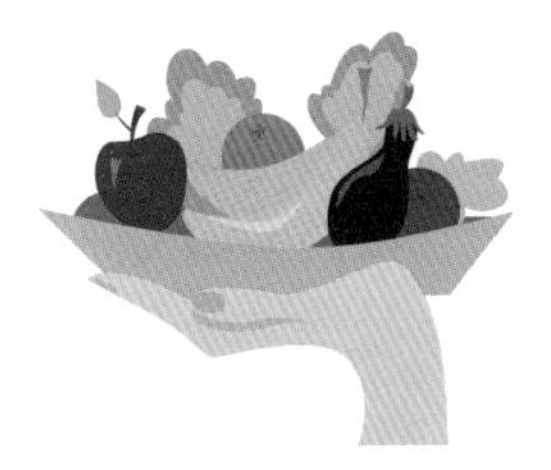

Inspiring/Shutterstock 授权

过去条件有限，冬天缺乏新鲜的蔬菜，当地人就依靠腌制咸菜佐餐，度过漫长的冬天。日积月累地摄入了大量的亚硝酸盐，导致当地癌症高发。

除了腌制咸菜外，包括香肠、腊肉、培根和咸鱼在内的加工肉制品，也会增加人类患癌症的风险。尤其是咸鱼，这种广东地区的传统美食，可能会增加人们患鼻咽癌的风险。随着现在生活条件的改善，人们可以轻易买到新鲜的肉和鱼，它们是更加优质和健康的蛋白质来源。如果你特别喜欢加工肉制品的独特风味，可以偶尔来一份腊味煲仔饭或者咸鱼红烧肉，但尽量不要长期、大量吃这些含有亚硝酸盐、能够提高患癌风险的“肉干”。

可是，不是说新鲜的猪、牛、羊等红肉也是致癌物质吗？其实，红肉是“对人类致癌可能性较高”的 2A 级致癌物，目前只有有限证据表明食用红肉与患结肠癌、直肠癌相关；而加工肉制品是已经被确认了的一级致癌物。新鲜的肉可以为人们提供优质蛋白，满足人们的营养需求；但肉食爱好者的餐盘中可能缺乏富含膳食纤维的粗粮和蔬菜。这种过于精细、油腻的饮食习惯也会增加人们患结肠癌、直肠癌的风险。所以，在我看来，吃肉可以，但要尽量选择高蛋白、低脂肪的瘦肉，同时也要保证足够的粗粮和蔬菜。这些膳食纤维可以帮助清扫肠道，降低肠癌的发病。

此外，一些看上去没那么危险的饮食习惯也有可能增加癌症的发病，如吃过咸和过烫的食品。我国是胃癌高发国家，这很可能与全民盐摄入超标有关。钠离子是食盐中的咸味成分，除了食盐之外，钠离子还广泛存在于面包、肉类、黄油及各种酱汁中。高盐饮食有可能对胃黏膜造成直接损坏，也会增加体内亚硝胺化合物的形成，从而增加人们患胃癌的机会。为了健康考虑，每人每天摄入的食盐总量应在 6 克以内。但是，我们平时更爱吃一些滋味足的食物，一不小心就容易超标，尤其是在外就餐。川菜、鲁菜、本帮菜，都喜欢放大量的油和盐，以刺激人们的味蕾。

食管癌的发病也与食物过烫、吃饭过快有关。无论是爱喝热茶，还是爱趁热吃麻辣烫，高温食物都会对食管黏膜造成破坏。有些人还非常享受这种滚烫的食物入肚后给人带来的熨帖和满足的感觉。然而，一项调查显示，长期食用过热的食物会使人患上食管癌的风险显著提升。所以，吃饭喝茶的时候要凉一凉，以不烫为宜。

虽然绝大部分新鲜的肉蛋奶都没有致癌风险，然而不恰当的烹饪方式有可能带来新的麻烦。无论是牛肉、猪肉、羊肉，还是鸡肉、鱼肉、鸡蛋，高温烹饪的时候都会产生杂环胺类化合物和多环芳烃化合物。这两类物质都可以诱导细胞基因突变，增加人们患上癌症的机会。它们来自于食物中氨基酸和脂肪等营养物质在高温下发生的化学反应，因此食物应当尽量避免烧烤或直接油炸。如果实在抵挡不住油炸食品的诱惑，可以把它们裹上面糊后，再下锅油炸。这样就能有效地降低油炸食物中致癌物质的含量。食用的时候，烤焦或者炸焦的部分要尽量舍弃。

由此可见，新鲜的食材十分安全，而大部分生活中的致癌食品都是人们进行深度加工而导致的。以健康的方式烹饪的新鲜食材能够为人们提供丰富的营养，而高油盐的烹饪方法或者腌制食品则有可能损害人的健康。所以，对我们而言，最稳妥的办法还是勤快一些，经常去超市、市场购买看得见的新鲜食品。毕竟，菜篮子关系着一家人的健康。而加工过的食品或者腌制食品虽然食用方便，但不可避免地造成了营养流失，甚至引入了致癌物质。它们是特殊情况下的无奈选择，有条件的话还是优选新鲜食材。

除了要避开这些致癌食品，关爱健康的读者们还会有进一步的疑问：有没有抗癌食品？我们是否可以通过“食疗食补”来强身健体、预防癌症？答案是肯定的，那就是新鲜的蔬菜水果。美国癌症协会推荐大家每天吃一斤（2.5 杯，527 克）以上的蔬菜和水果，即可降低患肺癌、结肠癌、咽喉癌等癌症的概率。英国专家估测健康饮食可以降低英国 10% 的癌症发病。为什么新鲜的蔬菜水果对健康有着如此重要的影响，目前科学家们还没有彻底研究清楚，只知道蔬菜水果富含维生素、抗氧化剂和纤维素，它们能够给人带来明显的好处，降低患癌风险。值得注意的是，简单地通过保健品或者膳食补充剂来单独摄入这些营养成分并没有抗癌的效果。为了取得预防癌症的最佳效果，我们应当多吃蔬菜水果等健康食品，使用健康的烹饪方式来处理肉制品，饮食清淡。这要求我们的生活方式做出改变，建立可以让我们变得更加健康的长期习惯。简单地吃一些保健品或者某一种食物，是无法起到抗癌效果的。

此外，民间还流传着许多“明星抗癌、防癌食物”。在这里，我们就来点评一下这些流传甚广的“防癌神器”。

大蒜可以预防癌症吗？

大蒜差不多是媒体上公认的“抗癌之王”了。大蒜中的大蒜素不仅滋味独特、具有强烈的辣味和大蒜（臭）味，而且具有一定的抗菌消炎的作用。事实上，大蒜素的产生也是由于大蒜抵御昆虫的一种自我防御机制。然而，它是否可以同样杀死癌细胞呢？虽然有一些研究表明完整的大蒜可以降低结肠癌的发病，但目前并没有太多证据证明大蒜素能够降低人们的患癌风险。作为蔬菜的一员，我们推荐在饮食中适当加入一些大蒜来降低患癌的风险。然而，它并不是预防癌症的特效药。不要对它的效果有太多不切实际的期望。如果你本来就不爱吃，大可不必为了“抗癌”而强迫自己。

胡萝卜素可以预防癌症吗？

许多人都认为胡萝卜素可以延缓衰老、改善视力，还可以让皮肤变得更加光洁。他们还提出了许多假说来解释胡萝卜素的抗癌功效，最有名的一个说法是：胡萝卜素作为一种抗氧化剂，可以消除体内的有害自由基，从而预防癌症。然而，事情的真相是胡萝卜素本身并不能预防癌症，如果人们通过保健品或者膳食补充剂摄入高剂量的胡萝卜素，反而会增加患上肺癌的风险。我们推荐多吃一些富含胡萝卜素的蔬菜和水果。其实，当我们选择蔬菜水果的时候，也不用太在意里面是否含有大蒜素、胡萝卜素之类的物质，最简单的方法是什么蔬菜都吃、各种颜色的蔬菜变着方法吃。

绿茶可以预防癌症吗？

我国的茶文化源远流长。作为一种健康饮料，喝茶可以补充水分、消除疲劳，也可以摄入一些抗氧化物质。人们认为茶叶尤其是未经发酵的绿茶，可以预防癌症。一些研究认为，茶叶中的茶多酚可以消除体内的自由基，是茶叶抗癌的有效成分。至少在动物实验中，茶叶可以帮助降低患癌风险。然而同样的研究在人体却结论不一。美国癌症学会认为在膳食中加入茶饮料可以使人受益，但目前的证据并不支持特意为了抗癌而喝茶。

大豆及豆制品可以预防癌症吗？

豆浆、豆腐和豆腐干都是我们日常饮食中常见的豆制品，它们是高蛋白、低脂肪的优质食品，又容易烹饪、方便和其他食材搭配。然而，豆浆中含有的大豆异黄酮与雌激素具有类似的结构和功能。近些年来，有媒体屡次报道人们担忧这些“植物雌激素”会影响人体健康，增加女性患乳腺癌的机会。然而，这是并未被证实的担忧。大豆及豆制品没有登上任何一个致癌物质名单，连国际癌症研究所的二级可能致癌名单中都没有它们的影子。大豆、毛豆和豆制品富含膳食纤维和优质蛋白，能够在一定程度上降低人们对高脂肪、高胆固醇肉类的摄入，可以降低人们患上癌症的机会。越来越多的证据表明，豆腐等豆制品可以帮助人们降低患乳腺癌、前列腺癌和子宫内膜癌的风险。虽然这些防癌、抗癌证据都还比较有限，但健康均衡的饮食习惯中应当加入豆制品。然而，值得注意的是，使用大豆提取的保健品并没有预防癌症的功效。这些保健品中往往含有高浓度的大豆异黄酮，远远超过日常饮食中摄入的量，并不会给人带来任何好处，反而还会影响一些药物的效果。

茄子、南瓜、萝卜、番茄、猕猴桃等可以预防癌症吗?

民间传说的具有防癌、抗癌效果的蔬菜和水果还有很多。这些蔬菜水果往往因含有抗氧化剂，而被人们赋予防癌的重大责任。人们希望能够多吃这些食物，就可以一劳永逸，远离癌症。然而，目前的研究显示生活中并没有什么抗癌特效食品。每天吃足量的蔬菜和水果可以降低人们患上癌症的风险，但并不能完全避免。尽管有些蔬菜确实表现出了一定的预防癌症的功效，但这种效果都非常轻微，目前我们也仅有一些有限的证据。所以不必过于纠结吃哪些蔬菜水果可以防癌，最简单的做法就是什么都吃，均衡饮食。

参考文献

[1] Cancer Research UK. How to enjoy a healthy diet [EB/OL]. [2017-07-05]. http://www.cancerresearchuk.org/about-cancer/causes-of-cancer/diet-and-cancer/how-to-enjoy-a-healthy-diet.

[2] Cancer Research UK. How healthy eating prevents cancer [EB/OL]. [2017-07-05]. http://www.cancerresearchuk.org/about-cancer/causes-of-cancer/diet-and-cancer/how-healthy-eating-prevents-cancer.

[3] American Cancer Society. Common questions about diet and cancer [EB/OL]. [2017-07-05]. https://www.cancer.org/healthy/eat-healthy-get-active/acs-guidelines-nutrition-physical-activity-cancer-prevention/common-questions.html.

甜蜜的忧伤

“甜蜜”是一个美好的词汇，自古以来，对于长期处于饥饿状态的人们而言，糖是宝贵的能量来源。热爱甜食几乎是写在人们基因里的“普世价值”了。然而，现代社会正在颠覆这一切。2011 年，国际红十字会的一份报告显示：全球约有 15 亿人肥胖，营养不良者则为 9 亿人，肥胖人口早已大大超过了饥饿人口。中国在温饱问题上取得的成绩更是显著，短短 30 年就将饥饿人群降至 10% 以内。30 年前，大白兔奶糖是奢侈的零食；而如今，巧克力、手摇奶茶和芝士蛋糕已经走进人们的日常饮食。

当糖的稀缺成为历史，现代生活方式中精细饮食引爆了人们对糖的消费。不要以为糖的存在形式只有方糖、冰糖和蜂蜜，看上去我们并没有直接摄入太多的糖呀！其实，糖无处不在，到处都是甜蜜的陷阱。例如，我们习以为常的豆浆、酸奶和饼干里含有糖，一杯豆浆就含糖 12 克，而一盒酸奶含糖高达 26 克。就更不用提巧克力糖果、冰激凌和蛋糕点心了，一小块（125 克）芝士蛋糕含糖高达 27 克！碳酸饮料、手摇奶茶和星巴克咖啡更是隐形的甜蜜之王。我们可能不会连续吃两块蛋糕，却能轻而易举地喝下一瓶 700 毫升的可乐，因此摄入了 70 克糖。各种碳酸饮料、奶茶和果汁的含糖量都在 10% 左右，而一大杯（473 毫升）星冰乐含糖甚至高达 66 克！此外，中式烹饪里糖往往也是一味不可缺少的调味料，江浙人民在正餐中也摄入不少糖。

在长达几十万年的人类进化史中，甚至三五十年前，人类从来没有过像今天这样摄入那么多糖，我们的身体并不适应这种剧烈的变化。因此，这些无处不在的糖给我们的健康带来了甜蜜的忧伤。糖是最纯粹的能源物质，高糖饮食会导致人体肥胖、干扰胰岛素的正常分泌，增加患糖尿病、脂肪肝和心血管疾病的风险，还会造成龋齿。虽然目前没有直接证据表明糖本身可以诱发癌症，但高糖饮食造成的肥胖却是癌症的风险因子。通过致使人肥胖，糖能够间接地提高人们患上癌症的风险。2015 年，一项覆盖 51 个国家超过 60 万人的大型研究表明：仅含糖饮料一项就造成了每年全球约 18.4 万人死亡，其中有 13.3 万人死于糖尿病，4.5 万人死于心血管疾病，以及约 6450 人死于癌症。更不用提无数人因此患上慢性心血管疾病或代谢疾病，生活质量大大降低！难怪《未来简史》的作者尤瓦尔·赫拉利（Yuval Noah Harari）写道：现代社会中，“可口可乐其实比基地组织更危险。”然而，制糖工业和饮料公司并不希望消费者远离高糖饮食，无数营销人员殚精竭虑地引诱我们。含有大量糖的快餐、零食、饮料已经成为现代饮食中必不可少的一部分，它们往往价格不贵，味道也不错，给人们带来愉悦和满足。你可以轻而易举地在超市、饭馆、便利店、夜宵场所、公司茶水间甚至自己家的冰箱里获取这些高糖食品。毕竟，这是写在我们基因里的热爱，如果没有足够响亮

caramelina/Shutterstock 授权

人们对甜食有强烈的偏爱。

的警钟，我们很难抵制甜蜜的诱惑。

警钟已经敲响。世界卫生组织在《成人和儿童糖摄入指南》中强调："摄入糖，尤其是通过饮用含糖饮料摄入糖，增加摄入总热量……导致不健康饮食，体重增加，并加剧非传染性疾病风险。"世界卫生组织建议人们终生都应减少糖的摄入，每天摄入量不应超过摄入总热量的 10%（大约 50 克）。如果能进一步降到 5%（25 克）以下将更有益于健康。按照这个标准来看，一瓶可乐已经大大超标，一份芝士蛋糕再加一杯星冰乐的糖量更是足以爆表。丹麦、法国、挪威以及美国的一些城市甚至开始对制糖业或含糖饮料业征收额外的糖税，用经济杠杆不鼓励居民消费，以降低对糖的摄入。

认识到问题是解决问题的第一步，也是最重要的一步。其实，我国的饮食传统并不会让人摄入太多糖。近些年来流行起来的面包、零食、甜点和含糖饮料改变了许多人，尤其是年轻一代的饮食习惯。当糖不再稀缺，自制力和健康意识就成为捍卫我们健康的守护神。我们应当学会阅读食品的营养标签，努力鉴别潜伏在身边的糖；与此同时也要尽量降低摄入含糖量高的食品和饮料，不在餐后饮用高糖饮品。白开水或者茶其实是更好的选择，用水果和低盐坚果代替含糖零食也是一种简单又有效的方法。

毕竟，过量摄取甜食无益。减少一点，再减少一点，让甜食再次变得珍贵吧！

参考文献

[1] SINGH G M, et al. Estimated Global, Regional, and National Disease Burdens Related to Sugar-Sweetened Beverage Consumption in 2010 [J]. Circulation, 2015, 132 (8): 639-666.

[2] 世界卫生组织. 健康饮食 [EB/OL]. [2017-06-28]. http://www.who.int/mediacentre/factsheets/fs394/zh/.

谁应该接种神奇的HPV疫苗？

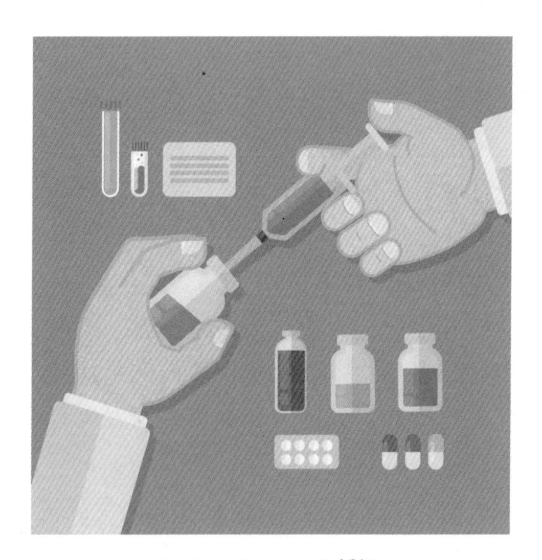

Inspiring/Shutterstock 授权

随着 HPV 疫苗在中国通过审批，关于 HPV 疫苗和宫颈癌的科普文章变得多了起来。女性朋友更是十分关心："听说宫颈癌是女性第二大癌症杀手，我是否应该接种 HPV 疫苗？"在回答这个问题之前，我想首先纠正一点：宫颈癌并不是女性第二大癌症杀手。根据《2015 中国癌症统计》，2015 年中国共有 178 万新增女性癌症患者，与此同时，100 万女性癌症患者死亡。其中，宫颈癌新增患者 9.9 万人，死亡患者 3.0 万人。其实，中国女性最常见的癌症是乳腺癌（2015 年，26.9 万新增患者）、肺癌（22.4 万）、胃癌（20.1 万）、结直肠癌（16.1 万）和食管癌（15.7 万）。宫颈癌的严峻程度被有意无意地夸张了。

对于是否应该接种HPV疫苗这个问题，我有一个简短的答案：不差钱的9～26岁女性应该接种，但即便接种了疫苗的女性也应该从有性生活后起，每3年做一次宫颈抹片检查，其他人群不做推荐。请阅读接下来的文字，充分了解接种HPV疫苗的收益和风险之后，或者咨询专业医师后再做决定。

什么是HPV？这是一类包括150多个亚种的病毒，中文名叫作人类乳头瘤病毒。这类病毒通过皮肤接触传播，感染后会造成在皮肤上生长外形像花椰菜的粗糙颗粒。有30多种HPV可以感染男女的生殖器和肛门，低危型的HPV6和HPV11等可能会造成生殖器疣，而高危型的HPV16和HPV18等则有可能造成本文主要讨论的子宫颈癌，以及阴道癌、阴茎癌、肛门癌这类并不常见但也十分严重的癌症。由于安全套无法覆盖所有皮肤，尽管正确地使用安全套可以有效预防艾滋病，但并不能有效预防HPV感染。几乎所有的子宫颈癌都是由HPV引起的，仅HPV16和HPV18这两个亚种就占了70%左右。根据有关研究，有性生活的人一生感染HPV的概率其实非常高，据称有75%，但发病率极低，因为大部分感染都可以被人类自身免疫系统清除掉。这次在中国上市的HPV疫苗就是针对HPV16和HPV18，从而有效预防HPV感染，大大降低子宫癌的发病率（理论上可以降低70%的发病率）。

目前市面上的HPV疫苗，都经过了大量临床实验，通过了美国食品药品监督管理局（Food and Drug Administration，FDA）的批准，安全性和有效性都毋庸置疑。根据FDA的相关文件，名为Gardasil的HPV疫苗对9～26岁的男性和女性都是安全的，而Cervarix疫苗对9～25岁的女性是安全的。这些疫苗在上市前都经过了成千上万次的测试，并没有发现接种安全性问题。但FDA也对接种年龄进行了规定，即9～25/26岁。美国癌症协会推荐：11～18岁是女性的最佳接种HPV疫苗时期，因为此时，人体的免疫系统对HPV疫苗最为敏感，获得的免疫效果也最好。

同时如果从未感染过HPV，19～26岁接种也可以获得良好的预防效果。美国癌症协会对于男性和其他年龄组的女性是否需要接种HPV疫苗，不做推荐。

很多26岁以上的女性，一定十分关心："那我们究竟能不能接种HPV疫苗？"这个问题很重要，关键点是首次FDA批准HPV疫苗的时候，药厂并没有对26岁以上女性做疫苗安全性和有效性的测试，所以这个年龄段未获得批准。后续研究认为，接种确实可以在一定程度上帮助27～45岁的女性避免感染HPV，但只对没有感染过HPV的人有帮助。如果27～45岁的女性曾经感染HPV，但在免疫系统作用下已痊愈，疫苗不会带来额外的好处；如果仍在感染中，再接种HPV疫苗已经无法帮忙清除病毒。审查了27～45岁女性组的研究结果后，FDA认定接种HPV疫苗预防对此年龄组的效果有限，甚至没有效果。

这时候，对于27～45岁的女性，最有效的宫颈癌预防手段不再是接种HPV疫苗，而是每3年一次的宫颈抹片检查。因为宫颈癌是由HPV感染导致的，但宫颈细胞的癌化又是一个漫长的过程，需要长达10年的感染。因此，预防宫颈癌最好的方法就是进行常规的宫颈抹片检查。宫颈抹片，只需从子宫颈部取少量细胞样品，由专业医师在显微镜下观察，即可防患于未然，在癌症发生之前就检测出宫颈细胞的异常。即便是接种了HPV疫苗的人群，在保护期内也无法完全避免宫颈癌，也应进行宫颈抹片检查。这样一旦发现宫颈细胞的异常，就可以进一步做阴道镜检查和活检确认。临床资料显示，如果在早期就筛查出子宫颈癌，通过妥善治疗，5年存活率高达90%。

做一次宫颈抹片的费用，不过百元，而完整地接受3针HPV疫苗需要花费几千元。我一直认为脱离成本谈收益都是空谈。而且即便接种了HPV疫苗，也不能免除每3年一次的宫颈抹片检查。在中国，宫颈癌仅占女性癌症致死率的3%。宫颈癌也可以通过筛查进行有效防治，是否值得如此大的投入？对于年轻的女性，我个人非常推荐接种 HPV 疫苗，仅需要接种 3 针就可以有效降低宫颈癌的风险，但每 3 年一次的宫颈抹片检查仍然十分必要。而年轻的男性若想体验一下人类研发出来的第一个癌症疫苗，也可以接种。超过 26 岁的女性，从经济理性的角度和 FDA 推荐来看，首先要重视的是坚持做 3 年一次的宫颈抹片检查。

参考文献

[1] American Cancer Society. HPV Vaccines [EB/OL]. [2017-07-05]. http://www.cancer.org/cancer/cancercauses/othercarcinogens/infectiousagents/hpv/humanpapillomavirusandhpvvaccinesfaq/hpv-faq-who-should-get-hpv-vaccines.

[2] CUTTS F T, et al. Human papillomavirus and HPV vaccines: a review [EB/OL]. Bulletin of the World Health Organization, 2007-09. [2017-07-05]. http://www.who.int/bulletin/volumes/85/9/06-038414/en/#.

心情烦闷压力大，癌症就会找上门？

突然诊断出来的癌症往往会给患者及其亲属带来猛烈的冲击。为什么是我？我究竟做错了什么？很多癌症患者陷入巨大的悲痛、悔恨和自责之中。出现这些悲伤和负面情绪很正常，人们面对生活的重大变故也都会有各种各样的情绪反应。但一些传统说法认为：积极乐观的“正能量”可以帮助预防癌症，延长生命，甚至有助于癌症痊愈。一些影视作品和文学作品也会塑造“抗癌硬汉”的形象，仿佛“积极心理学”和“活下去的勇气”是战胜癌症的良方。然而，遗憾的是积极乐观的心态并不能有效预防癌症，也无法帮助患者延长生命。保持乐观的心态也许可以提高患者的生活质量，但是，要求所有人面临癌症都要“积极乐观”，这反而给患者带来压力，对战胜癌症并没有额外的好处。

从细胞生物学的角度来讲，癌症的形成是一个漫长的过程。无论是细胞癌化的过程，还是已经生长失控的癌细胞，它们都不理会人的喜怒哀乐。情绪并不是人类患癌的影响因素。每天开开

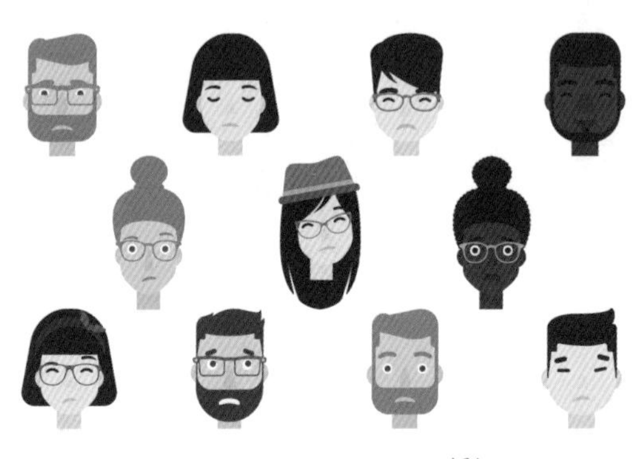

Visual Generation/Shutterstock 授权

心心吸烟的人，肺部细胞癌变的概率依旧远高于生活苦闷但不吸烟的人；积极乐观的乙肝患者，得肝癌的概率也不会比抑郁症患者低；人们也没有发现精神病患者有更高的患癌概率。目前，没有任何证据表明人的情绪和性格会对癌症产生任何影响。无论外向还是内向，无论乐观还是悲观，癌症的产生、转移、复发或者痊愈都与个人性格无关。2010 年，美国宾夕法尼亚大学的詹姆斯·C. 科因（James C. Coyne）博士在研究了许多有关癌症患者的报告之后认为：虽然积极乐观的心态给人带来希望、勇气和面临困难时的百折不挠，但并不会影响癌症患者的生存时间和存活率。积极心理学能够帮助癌症患者只不过是个美好的愿望，缺乏科学证据。与此同时，一个追踪了 60 000 人长达 30 年的研究也证实人们的性格并不会影响患癌概率，癌症存活率跟积极乐观的性格也没有关系。

其实很多人都希望能够借助积极乐观的“正能量”打败癌症。如果这是真的就好了！他们为自己鼓劲，暗暗打气：“我一定能够战胜病魔！”或者是道听途说一些事例“听说邻居小汪得了癌症之后，放松心态，最终痊愈了！”倘若真的能够用正能量打败癌症，努力维持积极心态也未尝不是好事。然而，如果这是真的就好了。努力维持积极心态，对癌症的治疗并没有任何额外的好处。人也不能总是保持昂扬的斗志，连生活中的鸡毛蒜皮都常常会让我们烦心，更何况是面对重大疾病！得了癌症之后，突然顿悟、变得平和豁达的人极少，出现负面情绪也非常普遍。如果盲目相信积极乐观的神奇疗效，一旦出现癌症恶化，这些患者往往会更加自责：一定是我不够努力，不够乐观，不够积极。

然而，这也不意味着心理健康的作用可以被忽视。如果患者遇到难以排解的心理困难，也应该及时向家人和专业人士寻求帮助。家人也应当尽力配合患者，打造一个温暖、支持的爱心后盾。钟南山院士认为：或许情绪不会影响肿瘤的发展过程，但是对一个人来说，人的心态及对待疾病的态度在很大程度上决定了疾病的发展进程，比如说极度悲观失望可造成心血管、胃肠的疾病及严重的营养不良，这些并发因素都是导致患者过早死亡的重要原因。“健康的一半是心理健康，疾病的一半是心理疾病”，这是我从医 50 多年感受的非常深的道理，我们治疗的是患者，而不是单纯针对癌症。乐观积极的态度，能帮助患者坚定信心，积极配合医生治疗，用意志来克服治疗所带来的许多副作用。

请不要自责，癌细胞不理会人的喜怒哀乐。但请尽量保持平和的心态，因为患者的生活质量会受到情绪的影响，亲人也很在意患者的生活质量。人们都会情绪变化，遇到值得开心的事情就开心，遇到难过的事情也可以悲伤，这都很正常。不要让癌症影响情绪，努力降低癌症对生活的负面影响，按照自己最舒服的方式生活。战略上藐视敌人，战术上重视敌人。这，才是面对癌症的最佳态度。

参考文献

[1] COYNE J C, STEFANEK M, PALMER S C. Psychotherapy and survival in cancer: the conflict between hope and evidence [J]. Psychol. Bull., 2007, 133: 367–394.

[2] COYNE J C, TENNEN H. Positive psychology in cancer care: bad science, exaggerated claims, and unproven medicine [J]. Ann. Behav. Med., 2010, 39: 16–26.

[3] American Cancer Society. Attitudes and Cancer [EB/OL]. [2017-07-05]. http://www.cancer.org/cancer/cancerbasics/attitudes-and-cancer.

治疗癌症

癌症是绝症吗？这个问题在几十年前，得到的答案很有可能是肯定的。然而，现在随着人们对癌症的认识越来越深入，即使患上癌症，目前我们也有很多有效的方法来控制病情。什么时候做手术？化疗和放疗该怎么选择？神奇的靶向治疗和免疫疗法究竟是怎么回事？自然疗法、中医疗法靠谱吗？本章将带你寻找这些答案。

化疗是以棒打狗，却希望赶走狗身上的跳蚤。

——安娜·迪佛·史密斯《让我静下来悲伤》

人一旦遭遇顽疾，最需要小心的，是价值观的不断变化。你努力思考自己到底看重些什么，答案也会接踵而至。感觉就像信用卡被人拿走了，我不得不学会讨价还价。你可能本来已经下定决心，自己宝贵的时间要投入到工作中，但两个月以后，你的想法又会有所改变。再过两个月，你可能就想去吹吹萨克斯，然后每天去教堂，全心全意去敬拜上帝。死亡也许只是一生一次的短暂事件，但与绝症共存则是个长期的过程。

——保罗·卡拉尼什《当呼吸化为空气》

不向霸王让半分

拿到癌症的诊断报告之后，患者和家属常常会陷入恐慌，头脑一片空白，六神无主，不知道该怎么办。这都很正常，病急乱投医是更差的选择。即便是在正规医疗机构，在焦虑和紧张的情绪下，患者也往往听不进去肿瘤科医生口中的医学术语和统计数据，无法做出最佳的选择。“医生，请救救我吧！用最好的疗法，一定要保住我的生命。”对于这种信任，医生既是感动又是恐慌：感动的是患者对医生毫无保留的信任，这种信任也是一份沉甸甸的责任，医生一定会尽其所能救治患者；然而，医生却无法向所有患者保证一定能治愈癌症。这种过高的期望在受挫之后，往往会转化为深深的失望，甚至愤怒和憎恨。还有一部分患者，选择了对医生、对主流医学的不信任，他们不接受正规的癌症治疗，反而听从一些网上的另类疗法，白白耽误了病情。不少医院门口甚至还潜伏着医托、骗子，他们利用患者的急切心理，轻易许诺欺骗患者，他们的秘方不需要手术就能有 90% 以上的治愈率，而且无痛无副作用，不影响正常生活。轻信了这些骗子的患者接受这些毫无保障的治疗方法后，往往人财两空。出了问题，连当初信誓旦旦的“医生”都找不到。

请不要着急做决定，更不要病急乱投医。除非病情非常紧急、刻不容缓，否则患者不必马上做出任何医学治疗的决定。科学的治疗方案需要医生和患者及家属的共同努力，它是一个非常个体化的决定，需要面临很多关键选择。因为癌症的治疗实在是太复杂了，并没有一定的公式。如果可能，了解一些基本知识、肿瘤治疗的常识，自己认真思考之后，再与医生讨论。在此过程中，了解以下方面，会有助于肿瘤患者从容、理智地面对病情，并对治疗方法做出正确、合理的选择。

明确诊断

许多人拿到初步的化验检查结果或者 CT、MRI 影像资料后，被上面的文字吓得六神无主。“不排除 ××× 瘤”或者“疑似 ×× 癌”并不是癌症的确诊报告。医生需要询问个人及家族病历，并要求进一步检查才能确诊或者排除癌症。仅靠血液的化验检查或者 X 线片得到的结论也都只是初步结果。在大多数情况下，医生需要做活检来确诊癌症。

患者千万不要被活检这个名字吓倒。其实，活检就是医生从疑似癌变部位取下一些组织，在显微镜下认真观察，来确认是否发生癌变。通常情况下，医生可以做一下穿刺，用针抽出少量的组织或体液；也可以使用内镜，获取肠胃里的组织；还有一些情况下可能需要进行手术，整体切除肿瘤或者取切片来获取人体组织和细胞。活检是癌症确诊的金标准。

确诊之后的下一步，就是要开始治疗了吗？且慢。由于癌症是一类特别复杂的疾病的总称，即便是肺癌本身，也有许多种类；即便是同一种类的肺癌也有不同的分期。不同种类不同分期的癌症，治疗手段、用药方法和预期结果完全不同。个性化规范化治疗，就是要求对不同种类不同分期的癌症进行符合其特点的规范治疗。世界卫生组织认为癌症治疗最关键的第一步就是诊断，进行一系列的病理检查，对癌症进行分期，确定肿瘤的扩散程度。

许多人喜欢在某搜索引擎上查询信息，然而网上信息鱼龙混杂，往往有些别有用心的虚假医疗机构提供片面、不准确甚至完全虚假的信息。因此，我们不建议未经专业培训的患者和家属在网上搜索信息。应当尽量向有专业资质的医生寻求帮助。如果对英文比较熟悉，可以阅读美国癌症协会等权威机构的指南和论文。

切勿轻易相信网上的医疗广告、抗癌保健品以及“民间高人”。

了解面临的选择

明确诊断之后，患者要明白自己有哪些选择。

充分了解病情之后，下一步就是要了解目前癌症的主要治疗方式。我们需要谨慎地选择如何治疗癌症。目前，最主要的三种治疗癌症的方法就是外科手术、放射治疗和化学疗法。此外，可选用的疗法还包括激素治疗、靶向治疗、免疫疗法、舒缓治疗等。其实，密切观察也是一种可选用的疗法。这是为什么呢？对于癌症治疗，并非激烈的疗法就能收到更好的效果。循证医学要求治疗要能给患者带来确确实实的好处，如果不顾肿瘤是否已经转移、患者身体是否能承受、做完手术是否可以延长患者生命，一味先进行外科手术切除实体肿瘤，反而会给患者带来不利影响。医生会根据患者的病情，根据临床研究证据和个人治疗经验，尽力帮助患者选择最合适的癌症疗法。本书随后也会对癌症的主要疗法做进一步的介绍。

明确治疗目标

不同的选择有不同的后果，患者一定要了解自己的治疗目标是什么。

医生可以帮助患者做医疗决策，但最终还是要患者做决定并且承担后果。所以，患者要明确治疗的目标是什么。对于较早发现的肿瘤或者是对治疗方法比较敏感的肿瘤，治疗的目的往往是彻底治愈，恢复正常生活。还有一些癌症是可以通过药物进行有效控制，把它变成慢性病。然而，我们必须接受的现实是，仍有一部分癌症并没有十分有效的疗法，治疗的目的就是为了尽量延长生命、延缓癌症进展、提高生命质量。医生还有可能通过舒缓治疗来缓解病痛。在开始治疗前，可以和医生聊一聊治疗的目的，听了医生的意见之后，患者就能够以更加平和的心态来接受治疗。过于乐观的患者，在治疗中遭到挫折的时候，往往会更加难过；而过于悲观的患者，会以一种消极的心态来对待治疗，也不利于治疗进展。调整自己对治疗的预期，尽量和医生保持一致，可以帮助患者取得最佳治疗效果。

对治疗的副作用有心理准备

对不同治疗方法的副作用患者要有心理准备。

除了癌症本身带来的伤害，在治疗癌症的过程中有时候也会带来一些附带损失——副作用。这些副作用既包括短期的副作用，如疲劳、呕吐、毛发脱落等，有时候也会有一些长期的副作用。短期的副作用，往往在疗程结束后副作用症状就会自行消失；长期的副作用可能会一直延续，如切除前列腺或膀胱会增加尿失禁的风险，化疗或放疗有可能导致女性或者男性的不孕不育等；还有一些副作用会在半年之后才出现。和医生讨论不同治疗方案可能产生的副作用，并对此有一定的心理准备。例如，如果希望保持生育能力，可以在开始癌症治疗前提前储存生殖细胞或者选择其他疗法。

了解统计数据

许多患者都希望能提前知道自己的癌症究竟能不能治愈，如果不能治愈，自己还能存活多长时间？医生也非常希望能够给患者一个准确的答案。然而，癌症治疗的真相是：每个人的情况都不尽相同，即便是给出了统计数据来表明治愈的可能性，但这些冷冰冰的数字也无法预测个体患者的治疗效果。所以不必过于纠结统计数据，患者可以知道它们，但不要迷信于它们。

如果有自己信任的替代疗法，一定要告知医生

中药、针灸、食疗等民间疗法永远在癌症疗法中占据一席之地。许多患者除了在医院接受正规治疗之外，往往还会寻求“民

间高人”的帮助。有许多药方甚至还在患者群体中口耳相传，深得人心。然而，事情的真相是民间高人多是江湖骗子。如果自己接受了这些治疗，请一定要告知自己的医生。癌症治疗往往牵一发而动全身，尤其是化疗药物之间相互作用、相互影响，更是需要把握精巧的平衡。肿瘤专科医生尽力调配出对癌细胞杀伤力最大、对人体副作用最小的药方之后，患者一定要按要求服药。擅自停药或者擅自加入其他药物，都有可能对治疗产生非常不利的影响，也会干扰医生判断，影响下一步治疗方案。

上海中医药大学的何裕民教授一直在呼吁：中国需要来一场癌症认识革命。他提出：癌症治疗并非一场“不是你死就是我亡”的决战，控制病情，与癌症长期共存也是一种战略。这也是符合循证医学要求的抗癌新思路。确诊癌症之后，不要惊慌失措，而是要认清癌症病情，了解治疗方案和目标，采用最符合患者状况的规范化个性化治疗，最终能够控制癌症进展，延长生命，保证生活质量。

参考文献

[1] 世界卫生组织. 癌症的治疗[EB/OL]. [2017-07-01]. http://www.who.int/cancer/treatment/zh/.

[2] Cancer. Net Editorial Board. Making Decisions About Cancer Treatment [EB/OL]. [2017-07-01]. http://www.cancer.net/navigating-cancer-care/how-cancer-treated/making-decisions-about-cancer-treatment.

[3]《医学常识》编辑部. 中国需要来一场癌症认识革命[J]. 医学常识，2012，12：6-9.

给癌症来一场外科手术式的打击

在许多人的观念中，外科手术是治疗癌症最重要的方法，甚至很多患者会要求医生尽早“开刀”。确实，除了白血病、淋巴瘤之外，大部分癌症的表现形式都是实实在在的恶性肿瘤，通过手术将其割除不就可以治好癌症了吗？然而，事情的真相并没有这么简单。我们就来仔细谈一谈外科手术在治疗癌症中的作用。

外科手术，俗称“开刀”，可以直接移除癌变组织。对于早期发现的局部肿瘤，单凭手术就可能取得非常好的治疗效果。然而更多的情况下，手术治疗需要和放疗、化疗联合使用。手术有时候会将肿瘤整体移除，甚至为了切除彻底，邻近可能携带扩散癌细胞的组织和淋巴结也会被移除。如果整体移除肿瘤会严重损害人体，有时候外科医生会削减部分肿瘤，以配合其他疗法治疗

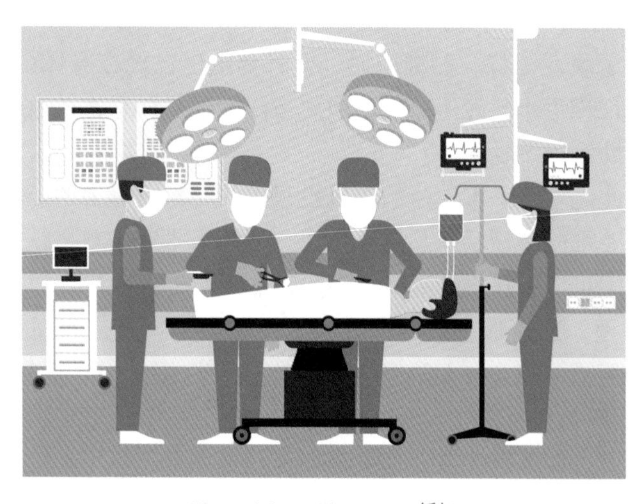

Elegant Solution/Shutterstock 授权

肿瘤，缓解癌症给人带来的伤害。除此之外，手术取出的组织还可用于活检，帮助诊断癌症。在接受手术之前，患者应当明白自己本次手术的目的是什么，是为了整体移除肿瘤，还是为了削减肿瘤？抑或是为了取样检查？

手术对早期肿瘤往往效果很好。许多早期肿瘤都可以通过外科手术得到有效治疗，患者的长期生存率很高，手术之后基本不影响人的正常生活。如果定期参加癌症筛查、了解癌症症状、及早发现肿瘤，患者可以在癌细胞还没有扩散的时候，就使用外科手术来根除。例如，如果按照要求参加宫颈抹片检查或者 HPV 检查，患者在被诊断出宫颈癌的时候，癌细胞还局限在子宫颈部位，通过外科手术就可以取得良好的效果。对于乳腺癌、胃癌、直肠癌、结肠癌和皮肤癌，早发现早治疗，都能通过外科手术将病变部位切除。

对于中期癌症，外科手术仍然发挥重要的作用。然而，看不见的癌细胞有可能已经转移到很远的地方，术后仍需要配合化疗、放疗杀灭这些游兵散将。根据癌症的严重程度、发病部位、患者本身的健康状况等不同，治愈率不尽相同。中期癌症做完手术后，也有一定复发的可能。因此，一定要按时复查，保持警惕。对于晚期癌症，癌细胞通过血管和淋巴已经在身体内转移，这时候仅靠手术已经不可能治愈患者。即便安排手术，也仅仅被当作辅助治疗手段。

除此之外，手术选择的时机也很重要。根据过去的经验，人们认为癌细胞分裂活跃、越长越快，因此手术安排越早越好。尽早开刀，可以直接捣掉癌症的老巢，然后再辅佐化疗、放疗手段进行清理，这是最有效的治疗模式。然而，这只是人们一厢情愿的想当然。癌症一旦转移之后，仅仅使用手术很难将其清除。《癌症治疗与循证医学》一文指出：晚期胃癌患者开刀效果很差，手术后没过多久就会复发，生存期很短。如果先使用其他方法治疗，例如使用放疗或者化疗的手段将肿瘤缩小，将晚期的肿瘤转化到中期甚至早期后，再进行手术切除，就会取得更好的效果。咨询医生合适的手术时机，“一刀切”的做法并不一定能取得最佳的治疗效果。

外科手术虽然可以直接切除肿瘤，也不会让癌细胞产生抗药性，然而它并不是一种完美的治疗方法，还是伴随着许多风险。例如，手术会带来伤痛、造成流血，可能还会造成器官损伤。在一些敏感又复杂的部位，手术的风险就会更大。术后感染也是手术后可能发生的问题。肿瘤手术往往伤口创面大，有可能会发生感染。请遵照医嘱，认真护理手术伤口。

癌症治疗最重要的目的是尽量能让患者回归正常生活。患者在接受手术后，需要多久才能恢复取决于很多条件。如果没有特别的禁忌，医生会允许患者手术后当天即可下床走动。尽管一开始可能会很困难，但患者下床运动有助于身体机能的恢复，避免长期卧床导致的静脉血栓。

总而言之，是否进行手术，何时进行手术，是一个非常重要的决定。请患者和家属不要过于迷信手术，与外科医生充分交流后再做出最理性、最有利于康复的选择。

参考文献

[1] 白杨. 癌症治疗与循证医学 [J]. 百科知识，2016，9：13-17.
[2] American Cancer Society. Recovering from Cancer Surgery [EB/OL]. [2017-07-02]. https://www.cancer.org/treatment/treatments-and-side-effects/treatment-types/surgery/recovering-from-cancer-surgery.html.

毒药？解药？化疗究竟是什么？

化疗的全称是化学疗法，字面意思就是使用化学药物治疗疾病。由于癌症的特殊地位，化疗目前专指使用化学药物来治疗癌症。手术、放疗和化疗是治疗癌症的三大法宝。手术和放疗往往只能对癌症进行局部打击，而化疗药物可以通过血管到达全身各个部位，广泛地杀伤癌细胞。因此，化疗既可以用于单独作战，也能够配合手术和放疗协同作战。

许多人一提到化疗，就会想到副作用，甚至一些患者觉得化疗副作用就是让人呕吐、脱发、极度疲劳，以致对化疗产生强烈抵触心理。要想明白这些副作用为什么会产生，我们首先要明白化疗

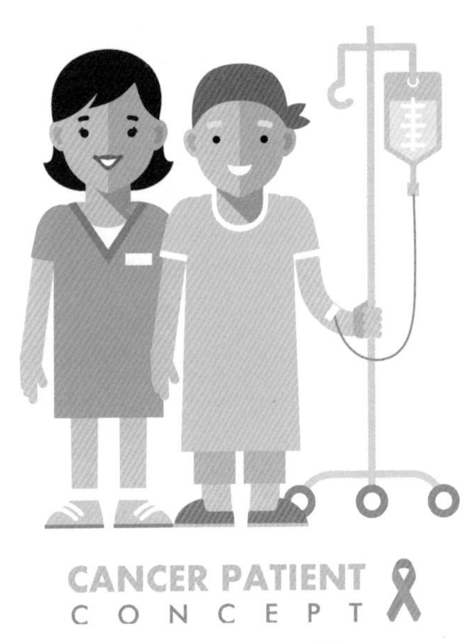

Evellean/Shutterstock 授权

的工作机制和杀伤癌细胞的原理。与普通细胞相比，癌细胞最大的特点在于快速恶性增殖，它们无时无刻不处于分裂、生长的细胞周期里，聚集成细胞团，长成肿块后仍然不停增殖。然而，成年人身上的普通细胞大部分已经停止增殖，只有表皮细胞、头发毛囊、消化道黏膜细胞和骨髓造血细胞仍然活跃增殖、分裂和生长。化疗药物就是作用于细胞增殖周期上的某些关键环节，来阻断其分裂和生长，从而杀灭癌细胞。我们不得不承认的是：癌细胞是突变的人体细胞，它们与普通细胞的差别非常小。抑制癌细胞分裂增殖的化疗药物，同样可以抑制普通毛囊细胞的增殖，造成了脱发。

由此可见，化疗药物是一种细胞毒性药物，它的用药剂量和疗程十分重要。如果医生可以不顾一切使用超高剂量的化疗药物，早就能够彻底杀死癌细胞了。过去的几十年，科学家们已经研发出超过 100 种化疗药物，它们都能有效杀伤癌细胞。然而，由于这些药物对普通细胞同样也有毒性，如果盲目加大剂量，在消灭所有的癌细胞之前，患者的身体早已承受不了。因此，医生必须把握好这个平衡，依靠自己的治疗经验和专业素养，综合考虑患者的癌症病情、身体耐受程度和体重，来决定用药。我们希望能够最大限度地杀灭癌细胞的同时，又能缓解其对身体正常细胞的毒副作用，提高患者的生活质量。因此，进行化疗的时候，一定要谨遵医嘱，按时、按要求的剂量服药。患者切勿为了尽快治愈而擅自加大药量，或者不告知医生就同时服用其他药物。

根据患者病情不同、健康状况不同，化疗的主要目标也都不一样。目前，化疗已经可以有效地缓解许多癌症，甚至能够彻底治愈。赵体平教授是复旦大学肿瘤医院化疗科的主任医师，从医长达半个世纪。他认为，对于淋巴瘤、白血病、乳腺癌等，化疗的作用比较大，能够有非常好的疗效。然而，对于目前仅靠化疗药物还无法彻底治愈的癌症，如肺癌、胃肠道肿瘤，化疗的主要目的在于控制癌症的进展，延长患者的生命。化疗还可以用于舒缓治疗，以减轻病症带来的疼痛和压力，提高患者的生活质量。

化疗虽然是治疗癌症的常规疗法，但它最大的局限在于副作用。脱发、呕吐、恶心等化疗副作用，会严重影响患者的生活质量，还有可能让患者产生对化疗的恐惧和抵触心理，影响治疗效果。无论服用什么药物，我们自身的免疫力永远都是一道坚强的防线，因此在癌症治疗的过程中，患者尤其要注意保证营养、树立信心、保持健康的生活方式。如果有任何不舒服，一定要及时告诉医生，以调整用药。

其实，并不是所有人都会遭受这些副作用，每个人对化疗药物的表现会有所不同。而且，这些副作用都是短期效应，一旦化疗疗程结束，副作用就会消失。随着科技的进步，化疗药物的副作用越来越可控，也有一些药物可以减轻化疗的副作用。例如，李开复先生使用的化疗药物搭配靶向药物成功“治愈”了淋巴瘤，但他并没有掉头发。科学家们正在努力开发出越来越多治疗效果好、副作用又可控的化疗药物。值得注意的是，副作用是否出现跟药物的疗效没有太大关系。并不是没有出现严重的副作用，就是疗效不好；也并不是副作用很强烈才证明药物开始起效了。对于副作用导致的许多症状，医生都可以通过搭配别的药物以缓解副作用。如果患者遇到任何严重的不适，请立即向医生报告。医生会尽量想办法来减轻副作用对人的伤害。

在开始化疗之前，请患者一定要想清楚：治疗的主要目的是什么？自己要过怎样的生活？医生并不能帮你做选择，也无法保证治疗一定有效果。虽然医生会竭尽自己的知识和技能来帮助患者，但患者必须自己想明白：在抗癌路上，我到底要过一种怎样的生活。患上癌症并不是世界末日，今天也不是生命中的最后一天。治疗或许可以取得很好的效果，但也会伴随着副作用。虽然很有可能无法再回到过去的生命轨道了，但如何走好接下来的人生之路，这是一个很难回答的问题，也是患者必须面临的考验。

我们来听一听保罗的故事。

2014 年，保罗 36 岁，即将结束神经外科住院医师的训练。

此前，他先后拿到斯坦福大学的本科学位、剑桥大学的硕士学位和耶鲁大学的医学博士学位。在住院医师培训期间，他的外科手术技艺逐渐精湛，同时也从事神经生物学的研究，大好前程就在眼前。突然，背部不同寻常的疼痛打破了这一切。保罗患上了癌症，肺癌。保罗被迫面临这样一个问题：患上癌症，然后呢？整日躺在床上休息吗？事实上，这确实是许多人的选择。这个选择无可厚非：癌症带来的巨大心理压力和客观上的病痛会妨碍人的正常工作，不如趁此机会好好休息。但经过认真考虑，保罗并不想放弃自己成为神经外科医生的梦想。他一边接受治疗，一边又重返了自己的手术台为患者服务。他是一个癌症患者，是的，但癌症患者并不是他的全部身份。他还是一个医生、丈夫、父亲、儿子，甚至，他开始成为一名作家！保罗被诊断出癌症之后，更加勤奋地阅读和写作，试图参透生死和人生的意义。从某种意义上来说，癌症像催化剂一样，让保罗意识到时间的宝贵。

《当呼吸化作空气》就是保罗留给我们的宝贵财富，他文笔优美、思考深入，异常真实，是一个杰出的医生（也是患者）面对“我要过一种什么样的生活？”这个终极考题，提交的一份最完美的答卷。

亲爱的朋友，你想要过一种怎样的生活？

参 考 文 献

[1] 薛原，周鹤．癌症为何要化疗［EB/OL］．人民网健康卫生频道，2004-11-24．［2017-10-24］．http://www.people.com.cn/GB/14739/14742/33414/3008953.html.

[2] American Cancer Society. How Is Chemotherapy Used to Treat Cancer? [EB/OL]. [2017-10-24]. https://www.cancer.org/treatment/treatments-and-side-effects/treatment-types/chemotherapy/how-is-chemotherapy-used-to-treat-cancer.html.

[3] 保罗·卡拉尼什．当呼吸化为空气［M］．何雨珈，译．杭州：浙江文艺出版社，2016.

放疗与质子治疗

放疗的全称是放射治疗，是指使用高能射线或者粒子治疗癌症。我们大家都熟知居里夫人发现放射性元素镭的故事，事实上镭在当时就被用于临床治疗癌症。然而，居里夫人由于长期接触放射性元素，却因此患上了白血病。放射疗法究竟对癌症治疗发挥怎样的作用呢？今天，我们就来详细谈一谈放疗。

其实，放疗是治疗癌症的主要方法之一，在我国有 60%～70% 的癌症患者在治疗疾病的过程中需要接受放射治疗。人们可以使用高能射线或者高能粒子束穿过皮肤，轰击肿瘤所在部位，从而达到杀伤癌细胞的效果。

这些高能射线通过两种方式杀伤细胞：①直接破坏细胞内的

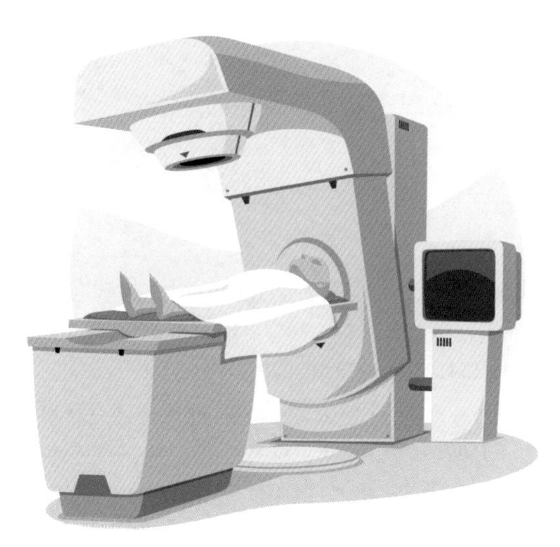

Tomacco/Shutterstock 授权

遗传物质；②在高能射线的诱导下细胞内会聚集氧自由基，损伤细胞。细胞分裂的速度越快，就越容易受到高能射线的伤害。与正常细胞相比，癌细胞处于快速恶性增殖的阶段，所以癌细胞对放疗更敏感。医生通过小心控制放疗仪器，将一定强度的高能射线主要聚集在肿瘤附近，以进一步加强对癌细胞的杀害，减少对正常组织和细胞的影响。

这是一种重要的局部治疗手段。既可以单独用于治愈癌症，也可以与手术和化疗相互配合使用。虽然，放疗确实也会给正常细胞带来一些损伤，但正常细胞拥有更高的耐受能力和更强的修复损伤的能力，在放疗疗程结束后能够逐渐恢复。而且放疗不会像手术那样给患者带来较重的伤痛，也不会像化疗那样产生全局毒性。对于很多患者来说，正确地接受放射治疗带来的好处远远大于可能产生的副作用。

前面我们知道，不同的细胞对放疗的敏感度并不一样，高能射线更容易杀死某些细胞。不同位置、处于不同阶段的肿瘤同样对放疗的敏感程度不一样。一般来说，处于活跃增殖的早期肿瘤细胞对放疗更加敏感。当肿瘤体积较小时，血液循环通畅，细胞所处环境中氧气也比较充足，容易在高能射线的作用下产生更多的自由基来杀伤肿瘤细胞。

放疗过程中，患者最亲密的战友是放疗科医生。他们熟知杀死不同肿瘤所需要的放射剂量，将肿瘤分为放射高度敏感肿瘤、放射中度敏感肿瘤、放射低度敏感肿瘤，以及放射不敏感肿瘤。据报道，早期鼻咽癌、皮肤癌、宫颈癌等癌症仅使用放疗的治愈率可高达 90% 以上。而对于那些无法彻底治愈的肿瘤，放疗也可用于减缓病情进展、减轻患者痛苦，起到延长患者生命、提高生活质量的功效。

在接受放疗之前，请癌症患者一定和自己的主治医生谈一谈，明白自己得了什么病，为什么要接受放疗。也可以咨询一下医生，应该为放疗做哪些准备，可能会面临什么副作用，以及如何控制这些副作用。我们希望患者能够在治疗前，知道自己的病情并同意医生推荐的治疗方案。我们已经反复强调过了：医生会尽一切可能帮助患者，但最终还是患者做最后的决定并承担其后果。

长期以来，癌症患者都特别在意放疗的副作用。毕竟是接受看不见、摸不着的高能射线的照射，放疗患者普遍存在着焦虑的情绪。在杀伤癌细胞的同时，高能射线确实有可能误伤周围的正常组织，引发一些副作用，如疲劳无力、皮肤溃烂、头发脱落或者食欲不振等。然而，在医生和护士的帮助下，患者能够采用科学的预防管理措施，将放疗带来的副作用降到最低。南京军区福州总医院的肿瘤科主任欧阳学农给患者提出了以下科学放疗的小贴士。

首先要保护好“标记”，这个标记是医生精确设定好的放疗部位，一定要保持清晰，切勿自己洗掉标记。如果“标靶”不清晰，就有可能造成射线照射偏移，甚至“脱靶”。同时，也要积极护理皮肤。高能射线其实是一种光波，化疗的过程中，皮肤一定会吸收这些射线，出现不同程度的反应——红斑、瘙痒、肿痛或者烧灼感。应当告诉医生你皮肤出现的反应，同时保持皮肤清洁、干燥。不要在照射区域穿着紧身或者粗糙的衣物，也不要抓挠照射区域的皮肤，更不要在上面贴创可贴或胶布。照射区域避免阳光直射，也应避免接触过冷或过热的物体，清洁时使用温水冲冲就好，不要揉搓。

放疗需要使用昂贵的放疗仪器，并且需要医生在准确的位置施放正确剂量的射线，还需要医生根据患者的耐受程度进行调整。所以，请务必配合医生完成所有的疗程治疗。如果半途而废，很有可能导致累积放射剂量不足，使得肿瘤细胞没有被完全消灭，日后再次卷土重来。

这种不产生手术伤痕的局部治疗越来越发挥重要的作用。是的，你可能已经听说过质子重离子治疗癌症的技术。传统放疗使用的光子射线都会被人的皮肤和肌体吸收，随着深度的增加，抵达肿瘤部位时射线的杀伤力已经衰减很多。这种必然存在的缺陷一方面带来了对皮肤和邻近健康组织的副作用，另一方面减少了对癌细胞的杀伤力。而质子重离子射线却可以实现“隔山打牛”，通过精确控制质子重离子的发射，医生可以让这些高能粒子在肿瘤部位出现最强吸收，就好像跳过表层皮肤和肌体，直捣肿瘤的老巢。这种聚焦在肿瘤部位的高能粒子可以有效地破坏癌细胞的遗传物质，杀伤癌细胞；同时也减少了传统放疗产生的副作用，对健康组织损伤比较低。中国科学院近代物理研究所的蔡晓红博士用了一个形象的比喻：普通放疗就像手枪打碉堡，而重离子束就相当于加了精确制导的炮弹，特别适合不宜手术的局限性肿瘤。然而，质子重离子治疗也仅仅是一种较为先进的放射治疗方法，并非所有癌症的灵丹妙药。已经出现多发转移或者终末期的癌症患者的体内会存在多个恶性肿瘤，肿瘤细胞可能已经通过血液或者淋巴循环系统扩散到多处，质子重离子技术也无能为力。白血病、食管癌、胃癌和结直肠癌等癌症也暂不适用于质子重离子治疗。

手术、化疗、放疗，癌症治疗“三剑客”已经介绍完了，它们彼此之间没有优劣之分，有时候还需要相互配合才能发挥最大的功效。最重要的是，选择最适合患者病情的个性化规范化的治疗手段。国际权威机构发布过许多结合了最新临床证据的指南，而医生会努力选择最适合患者的治疗方案。毕竟，适合的才是最好的！

参考文献

[1] 闫淑娟，随晓红，孙书杰，等. 癌症放疗病人信息需求现状调查与应对措施[J]. 护理研究，2012，26：225-226.
[2] 吴志. 放疗后记道“四则运算”[N]. 健康时报，2010-05-06.
[3] 上海市质子重离子医院. 暂不适合收治的肿瘤患者主要情况[EB/OL]. [2017-07-02]. http://www.sphic.org.cn/newslist/?18,197,39.

精确制导的靶向治疗

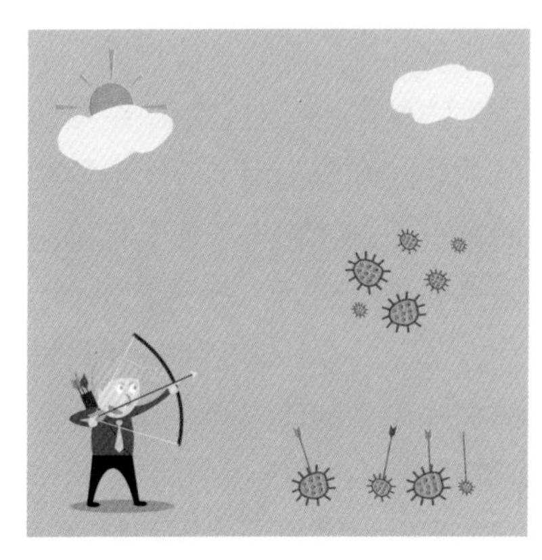
Waranon/Shutterstock 授权

传统化疗药物的选择性不好，副作用有时候会比较大。这种较差的选择性源自于传统化疗药物的设计原理：它们是细胞毒性药物，往往会无差别地抑制所有快速分裂的细胞，而不能选择性地杀死癌细胞。有人说过，使用传统化疗药物就好像使用棍子打狗，却希望赶走狗身上的跳蚤。近些年来，科学家们试图发现癌细胞与正常人体细胞内在的不同，然后设计出可以选择性杀伤癌细胞的治疗方案。肿瘤的分子靶向治疗就是人们找到的精准医疗方法。它利用癌细胞或者肿瘤微环境中的特异性基因、蛋白或者新生血管为靶向目标，使用能专门抑制这些靶点的分子药物，可以取得更好的治疗效果，副作用也更小、更可控。如果说化疗是无差别轰炸，那么靶向治疗则是精确制导导弹。

我们知道，表皮细胞一直拥有持续分裂的能力。而科学家们发现，在许多癌症中都存在基因突变，造成表皮生长因子受体（EGFR）过度表达，使得细胞能够恶性增殖。乳腺癌、胃癌、膀胱癌、前列腺癌、卵巢癌和结直肠癌等均可检测出比正常细胞更高水平的 EGFR 表达。这种过度表达可能是癌细胞快速增殖的关键。制药科学家通过巧妙的设计，找到可以高效抑制 EGFR 的药物，从而实现选择性地抑制肿瘤。大名鼎鼎的吉非替尼就是针对具有 EGFR 突变的肺癌的靶向药物，仅仅使用口服药物就能够有效缓解肺癌病情，减少患者痛苦，延长生命。经过长期不懈的努力，科学家们找到了癌细胞中数十类上百个基因突变，并且针对这些变异，开发了多个靶向药物，引发了癌症治疗的革命。

除了这些靶向到基因变异和蛋白质异常表达的药物外，科学家们还开发了针对肿瘤新生血管的靶向药物。我们知道，健康成人体内并不会生成很多新的血管，而恶性增殖的肿瘤细胞需要大量的养分，肿瘤内部有着丰富的新生血管来供应癌细胞生长所需的营养和氧气。通过抑制这些新生血管，我们也可以选择性地抑制肿瘤进展。

面对靶向药物，癌细胞并不总是坐以待毙。这些恶性增殖的癌细胞有时候会变异出新的抗药性，比如制造出高效分子泵，将药物分子排出细胞外，以躲避靶向药物的伤害。如果一条信号通路被使用的药物抑制住了，癌细胞仍有可能进一步突变，改变自己恶意增殖的路径。因此，虽然副作用比较小，但靶向药物仍然存在耐药性的问题。科学家们正在努力发现更多癌细胞的奥秘，试图通过阻断多个癌细胞增殖的靶点，联合用药，希望能够取得更好的效果，以防止肿瘤产生抗药性。毕竟，如果只在一条道路上阻拦住癌细胞，癌细胞经过几个月的尝试后，有可能找到新的通路；如果在多个关键道路上，层层设卡，我们应该能够彻底阻断癌细胞恶性增殖的通路，取得更好的治疗效果。

此外，虽然靶向药物的副作用比较小，但也会对身体产生一定的影响，可能的副作用包括腹泻、肝功能受损和皮肤损伤等。甚至有时候，这些副作用的产生预示着靶向药物正在起效。例如，如果患者在服用吉非替尼之后，出现了皮疹，可能预示着药物对患者的 EGFR 的抑制效果良好。

既然靶向药物的药效比较好，副作用又小，那是不是所有癌症患者都能从中获益呢？答案是否定的。首先，我们目前并没有找到所有癌症的靶向药物，并不是所有的癌症都有特效药。其次，癌症可能发生的基因突变千差万别，就是肺癌本身也存在许多不同的突变。一种靶向药物往往只针对一个作用靶点，如果患者的肺癌没有出现 EGFR 突变，服用吉非替尼并不会产生疗效。精准医疗要求我们对患者的病情要认识得更加清楚，这样才能有的放矢，让靶向药物发挥最大的功效。此外，靶向药物往往价格不菲，患者一定要充分了解自己的医疗保险政策，把资源用到刀刃上。

为了能够最大限度地发挥靶向治疗的功效，在接受分子靶向治疗之前，患者不妨向医生进一步了解自己的病情：明确自己所患癌症的类型，是否存在药物靶点，目前有没有合适的靶向药物来治疗癌症。患者也应充分了解靶向药物带来的好处和可能的副作用，对肿瘤产生的耐药性做好心理准备，并向医生咨询一旦产生耐药性之后，还有没有进一步的控制和干预手段等。

基于精准医疗的靶向药物是目前全世界制药科学家的重点工作，人们正在逐步勾勒出所有癌细胞赖以存活、增殖和发展壮大的信号通路，并且开发灵敏有效的抑制剂。这些靶向药物对普通细胞毒性很低，甚至没有毒性，却可以有效杀伤癌细胞。通过口服或者注射这些抗癌特效药，就能消灭癌症是我们的共同梦想。我相信，随着人们对肿瘤细胞的认识越来越深入，口服分子靶向药物就可以有效控制癌症的这一天一定会到来！

参考文献

[1] 张钰，杜鲁巴，孙浩然，等. 肿瘤分子靶向治疗的研究进展［J］. 复旦学报（医学版），2016，43: 115-120.

[2] National Cancer Institute. Targeted Cancer Therapies [EB/OL]. [2017-07-02]. https://www.cancer.gov/about-cancer/treatment/types/targeted-therapies/targeted-therapies-fact-sheet.

调动自身免疫力，让梦想成为现实

前面介绍的手术、化疗、放疗和分子靶向治疗都是使用外力，对癌症进行打击。其实，我们自身的免疫力也是非常强大的自我保护系统。在免疫系统里，有着一套非常高效的敌我识别系统、快速响应机动部队和后续援军。一旦发现入侵者，免疫细胞们会毫不留情地发动进攻，使绝大部分基因突变的受损细胞都被有效清除。但是在癌症患者身上，总有一些肿瘤细胞逃过免疫系统布下的天罗地网：人体免疫力居然对这些流氓细胞无效！

免疫疗法，就是希望能够调动人体自身的免疫力来治疗癌症，这是目前最火热的研究前沿之一。过去几十年的研究让人们

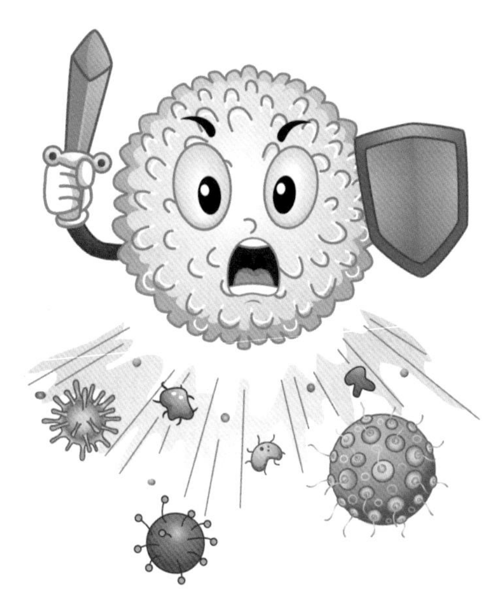

Lorelyn Medina/Shutterstock 授权

逐渐了解癌细胞是如何蒙混过关的。例如，癌细胞表面可供敌我识别的抗原非常少，免疫细胞即便经过癌细胞附近，也无法认清它们的凶残面貌；癌细胞还能截获免疫系统的“追杀”情报，使得免疫细胞无法被有效激活；甚至肿瘤细胞还会对前来追杀的免疫细胞施加“蒙汗药”，告诉免疫细胞：“自己人，别动手。”了解癌细胞是如何蒙骗免疫系统后，科学家们进行了数百项实验，试图找到激活人体自身免疫力的癌症新疗法。科学家们希望能够帮助免疫系统睁大双眼，有效识别癌细胞，或者加强火力，高效杀伤癌细胞。

目前，人们已经开发出多种免疫疗法，如单克隆抗体、免疫检查点抑制剂、癌症疫苗和细胞疗法等。针对黑色素瘤、白血病、前列腺癌和肺癌等多种癌症，已经找到了极其有效的免疫治疗手段，更多给人们带来希望的药物仍在实验阶段。美国前总统卡特曾患有严重的黑色素瘤，甚至都已经扩散到肝和大脑，但通过使用 Keytruda 免疫疗法药物联合放疗，这位前总统脑部的癌细胞已经消失，91 岁的老人不需要再接受治疗。2013 年，免疫疗法被顶级学术期刊《科学》杂志评为年度十大科技进展之首。科学界和医学界都对这种充分调动人体免疫力的新型疗法寄予厚望！

但是，目前我们面临最大的问题是免疫疗法并不是对所有人都奏效。靶向药物还可以通过活检或者基因测序来了解肿瘤细胞存在哪些突变，从而对症下药。而人们刚刚进入免疫治疗领域，对如何有效激活人体免疫力的认识并不十分透彻。免疫疗法对一些患者的治疗效果非常好，但对许多患者根本不起作用，或者一开始看上去很有希望，但治疗一段时间之后就没有疗效了。而且，免疫疗法也不是没有副作用的。这种调动人体免疫力的疗法可能产生的副作用有结肠炎、皮疹和肺部炎症等。调节人体免疫力，让它们更具杀伤力，很容易牵一发而动全身。我们需要更多的研究、拿到更多的实验数据才能让免疫疗法发挥最大的功效。

能够切实有效地提高患者生活质量、延长患者生命，是癌症治疗的核心任务。在我国，基于免疫疗法的“生物治疗”“细胞治疗”等利用人们病急乱求医的心理，虚假宣传、轻易许诺，乱象丛生。在进行任何新型疗法时，患者一定要向医生问明白：“这种疗法已经通过国家批准用于临床治疗了吗？还是仅仅处于实验阶段？它能够给我带来哪些收益？有可能会带来什么副作用？副作用是否能够通过药物控制？”千万不要花了冤枉钱，也只是当了不靠谱疗法的试验品。在一些搜索引擎上，搜索到的医疗信息质量更差，许多都是虚假广告，需要患者及家属擦亮双眼。

我们相信科学，理性地选择最合适的治疗方法是最明智的选择。而科学必须意味着“实事求是”，医生和科学家严谨地基于实验证据和个人经验向患者推荐最佳疗法。患者切勿盲目求医，情急之下相信那些别有用心的虚假宣传。网上消息鱼龙混杂，如果您想了解免疫疗法的最新进展，一定要向正规医院的医生咨询，他们才是您抗癌路上最值得信赖的伙伴！

参考文献

[1] 魏晓莉. 肿瘤免疫治疗的研究进展[J]. 国际药学研究杂志，2014，41：57-61.

[2] Denise Grady. 免疫疗法，癌症患者的新希望？[EB/OL].（2016-08-02）[2017-07-02]. https://cn.nytstyle.com/health/20160802/harnessing-the-immune-system-to-fight-cancer/zh-hant/.

[3] American Cancer Society. Cancer Immunotherapy [EB/OL]. [2017-07-02]. https://www.cancer.org/treatment/treatments-and-side-effects/treatment-types/immunotherapy.html.

细胞疗法：召唤龙骑兵

小时候，我常常玩一款叫作《红色警戒》的游戏。在游戏中，有一个神奇的军队复制中心，可以帮助复制大量战士。在与癌症战斗的过程中，免疫细胞也是我们人体自身重要的战士。细胞疗法就是首先从患者身上提取免疫细胞，在体外的培训和复制中心进行改装和增殖，然后再重新注入人的体内，用于治疗癌症。

细胞疗法其实是免疫疗法的一种，也被称为“生物疗法”或者“自体血活化疗法”。这种使用人体自身免疫细胞的治疗方法，从理论上来看非常优越，是一种创伤小的全局性疗法，又有比较好的靶向性，应该对自身副作用比较小。然而，值得人们注意的

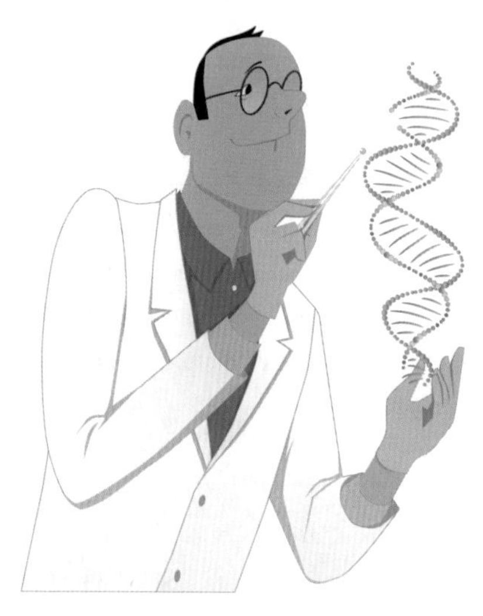

Aleutie/Shutterstock 授权

“龙骑兵”通常需要人工召唤。

是，目前细胞疗法并没有大规模推广应用，而是处于实验阶段。目前中国所有商业化的细胞疗法均没有通过卫生主管部门审批，“既不合格，又不合法”。本书中介绍的细胞疗法都还处于临床研究阶段，虽然结果看上去非常令人兴奋，但也都只是明天人类战胜癌症的希望。

最有名的细胞疗法就是嵌合抗原受体（chimeric antigen receptor，CAR）-T 细胞疗法。T 细胞是人体自身产生的一种重要的免疫细胞，在受到抗原刺激之后，能够分化成为效应 T 细胞，可以直接杀死靶向细胞。前面我们知道，癌细胞有很多方法能够逃过免疫细胞的追杀。简单地说，大量增殖 T 细胞，并不能治疗癌症。因此，人们通过基因工程技术将从患者身上提取的 T 细胞进行加工改造，给它们装上一个能够识别肿瘤细胞的“雷达”（CAR 抗原受体）。这个雷达能够帮助 T 细胞准确找到肿瘤细胞表面的一些识别蛋白，从而精确制导、杀死癌细胞。人们能够在体外大量培养这种精确杀伤的 CAR -T 细胞，然后再重新输回患者体内。这些人工培养、召唤出来的“龙骑兵”在临床实验中取得了非常好的效果，许多晚期白血病患者在接受 CAR -T 细胞疗法之后，体内已经无法检测出癌细胞。科学家们在研究是否能够将 CAR -T 细胞疗法拓展到其他癌症治疗领域，帮助人们战胜更多的癌症。与白血病不同的是，肿瘤微环境十分复杂，这些 CAR-T 细胞在实体肿瘤里的战斗力可能会受到一些限制。在医疗监管机构批准之前，目前并不推荐患者使用这种新型疗法。并且，这些被人工训练、培养、复制的“龙骑兵”脾气十分暴躁，有可能在杀伤癌细胞的同时会给某些患者带来严重的副作用。目前，医生和科学家们仍在试图了解它们的脾气和特性，以努力控制、降低它们给人体带来的损害。

另外一种给人们带来希望的细胞疗法叫作白细胞介素 -2（interleukin-2, IL-2）激活的肿瘤浸润淋巴细胞（tumor-infiltrating lymphocytes，TIL）。在肿瘤内部，科学家们发现也存在一些免疫细胞能够在体外培养和激活。这些肿瘤浸润淋巴细胞可以被提取出来，在实验室里增殖的过程中使用白细胞介素 -2 处理，然后再注射入患者体内，能够起到抗癌的效果。这种方法仍然处于初步研究阶段，而且医生并不能总是从患者的肿瘤中提取出肿瘤浸润的淋巴细胞，有可能会进一步限制这种疗法的应用。

细胞疗法是门槛非常高的治疗方法，虽然看上去简单，但涉及人体细胞的培养和增殖，以及更重要的给免疫细胞装上“雷达”。一些没有资质的商业公司往往通过虚假宣传，给患者带来希望，但又无法真正治愈癌症。甚至，如果培养细胞的实验室安全不达标，还有可能造成患者感染。目前，我们能做的就是请患者和家属再等一等，我们的科学家们正在努力；请公众关注和支持细胞疗法的基础及临床研究；并且请卫生主管部门加大对非法细胞疗法的打击惩处力度。威武又忠诚的“龙骑兵”已经在路上了，大家不要被鱼目混珠的“李鬼”给骗了！

参考文献

[1] 希波克拉底门徒. 癌症免疫疗法的“神话”[EB/OL].（2014-04-08）[2017-07-02]. http://www.guokr.com/blog/750803/.

[2] 菠萝. 中国的“免疫疗法”现状 [EB/OL].（2016-05-01）[2017-07-02]. http://tech.qq.com/a/20160501/012424.htm.

[3] American Cancer Society. What’s new in cancer immunotherapy research? [EB/OL]. [2017-07-02]. https://www.cancer.org/treatment/treatments-and-side-effects/treatment-types/immunotherapy/whats-new-in-immunotherapy-research.html.

替代疗法靠谱吗？

前面我们讨论的手术、化疗、放疗、靶向治疗和免疫疗法都是在医院里的主流癌症疗法，由接受过多年医学训练并拥有医师资格证的正规医生进行。许多患者还希望尝试一下别的疗法，例如中草药调理、针灸、食疗、维生素疗法等。有时候，患者及家属道听途说，抱着“宁可信其有”的态度，在正规治疗之外，自己安排替代疗法。根据一项调查显示，高达 80% 的癌症患者曾经使用过替代疗法或者辅助疗法。这些传说中的疗法究竟有没有疗效？接受替代疗法会不会给患者带来好处呢？

首先，我们来研究一下目前比较流行的替代疗法。不可避免地，我们要提到中医。中医把人当作一个整体来治疗，中医治疗的核心在于通过调理让人的身体重新恢复平衡。诊断手段包括望、闻、问、切，通过了解生命的体征信息来做出诊断。中医用药包括中草药、动物制品、矿物制品或加以针灸和气功。中医爱好者们认为中药已经流传了数千年，源远流长，并且更加注重个体化治疗，在癌症治疗方面能够比现代医学技术取得更好的结果。

然而，目前中医并不是癌症的主流治疗方法。临床科研数据上，仅依靠中医治疗癌症的案例还比较少，多以辅助的形式出现在癌症治疗中。任何承诺仅依靠中草药或者针灸就能够治愈癌症的人，一定是假中医！目前有初步研究表明，中草药汤剂、针灸和太极等可能会对癌症患者有一定的舒缓作用：如降低疲劳、疼痛，让患者变得更加有精神。但这些作用并不能完全取代手术、化疗和放疗等主流疗法。如果患者希望在自己的治疗中加入中医调理，请一定先咨询自己的医生，选择正规医疗机构的中医。

食疗也是一大流行的替代疗法。前面我们讨论过，目前没有任何抗癌特效食物，仅靠大量摄入某一种食物就希望预防癌症，甚至治愈癌症都是不可能的。一些别有用心的商家会片面夸大特定食物的抗癌功效，声称使用一些“秘方”或者“偏方”就能治愈癌症。在大家的朋友圈中，有时候也会流传“老姜”“大蒜”“白醋”的抗癌传说。甚至还有一些文章论证得头头是道，说癌细胞是“食肉动物”，只要能坚持素食，就可以饿死癌细胞，战胜癌症！这些食疗方法都不值得患者和家属尝试。在癌症患者的饮食问题上，只要能保证营养需求就好，不必去寄希望于食疗。

除此之外，替代疗法还包括心态疗法、运动疗法、冥想疗法等。事实上，患者在考虑替代疗法的时候，一定要认真想清楚：这种疗法有足够的证据证明它有效吗？它是否值得我去尝

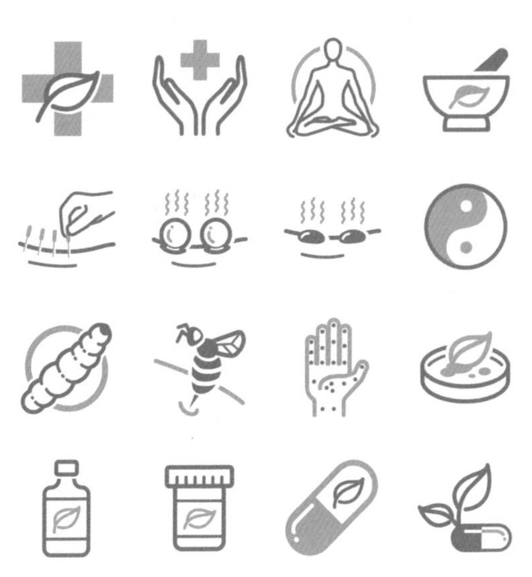

Cube29/Shutterstock 授权

许多癌症患者会寄希望于替代疗法。

试？患者必须认真考察替代疗法宣称的主要功效是什么，究竟是要治愈癌症，还是缓解病症，抑或是增强自身健康？这些功效有足够的数据支持吗？有没有正规机构认可这些疗法？推广这些疗法的人接受过专业医学训练吗？他们是医生吗？专业医生如何看待他们？这些替代疗法是在哪里做宣传的？你是在网络上、电视上还是小报上看到它们的？有没有专业学术期刊或者著作介绍过这种疗法？这种疗法是安全的吗？是否会对身体产生任何不良影响？

目前，替代疗法最多只能起到补充的作用：安抚患者的紧张情绪、缓解患者的疲劳和病痛，但它们绝对无法取代常规治疗。过去几十年，癌症患者的生存率稳步提高，有许多患者都可以重回正常生活。他们靠的是现代医学技术的进步，而非这些替代疗法。

病急，可不能乱求医啊！

参考文献

[1] American Cancer Society. Can I Safely Use an Alternative or Complementary Therapy? [EB/OL]. [2017-07-02]. https://www.cancer.org/treatment/treatments-and-side-effects/complementary-and-alternative-medicine/complementary-and-alternative-methods-and-cancer/using-cam-safely.html.

[2] CASSILETH B R, DENG G. Complementary and alternative therapies for cancer. The Oncologist, 2004, 9: 80-89.

[3] National Cancer Institute. Complementary and Alternative Medicine [EB/OL]. [2017-07-02]. https://www.cancer.gov/about-cancer/treatment/cam.

虚假信息，害人不浅

互联网时代，癌症的预防与治疗领域谣言丛生。有一些别有用心的人悄悄地盯上了癌症患者，他们千方百计地希望将患者从正规医院骗走，利用患者和家属的急迫心理，轻易许诺给患者带来虚假的希望。

接受过多年专业训练的医生知道，每个患者的情况都不尽相同，每种治疗方法也都有利有弊，他们会十分尽职地向患者介绍治疗方法的潜在副作用，而不会轻易打包票。骗子就不同了，他们信心满满地给患者带来虚假的希望：吃了这个药物绝对没问题，很多人吃了几个疗程之后就痊愈了，再也不用来医院“送钱”了。药物价格可能不菲，但对治疗癌症绝对没有效果。这毕竟是癌症啊，无数医生和科学家正在努力攻克的“万病之王”！这些虚假的医疗信息不仅对缓解病情没有丝毫帮助，还有可能耽误患者的正规治疗，造成不必要的惨剧。患者及其家属一定要提高警惕，一定要相信正规医院里有资质的医生。民间神医全是江湖郎中，不可相信。

除了虚假的医疗信息外，互联网上还广泛流传着许多关于癌症治疗的谣言。最具代表性的谣言之一就是：得了癌症不需要治疗，我们可以与癌共存。这个观点主要来自日本的近藤诚先生，他加大了人们对正规手术、化疗、放疗的恐惧感，认为绝大多数癌症无论是否治疗，患者的存活时间都是一定的，让患者群体放弃治疗。这种观点根本不值得医生认真批驳，它基本上否定了无数医生和科学家的辛勤工作。尤其是近50年来，人们积累了对癌症的起因、发病、转移等过程十分深刻的认识，并且开发了无数有效的药物和新型疗法。过去被认为是绝症的白血病、淋巴瘤和早期的肺癌、胃癌、结肠癌、乳腺癌等很多都可以通过手术、化疗、放疗等现代医疗手段治愈。科学家和医生也发展了许多早期筛查的检查和方法，以帮助人们更好地战胜癌症。如果女性按时做宫颈抹片检查，医生在显微镜下发现了细胞异常，在发展成宫颈癌之前就进行医治，基本上都可以治愈。患者轻信了近藤诚先生的“投降主义”的观点，很有可能对正规治疗产生抗拒，做出错误的选择，错失癌症治疗的最佳时机。

另外一种流传甚广的观点是盲目夸大某种食物或者保健品的作用，认为它们才是战胜癌症的灵丹妙药；甚至还有人提出癌细胞是“食肉动物”，只要坚持素食就可以饿死癌细胞，达到治疗的效果；还有人推广酸碱体质理论，认为把人的体质变为碱性的话，就可以杀死所有癌细胞。如果有这么神奇的疗法，早就在全世界推广了！科学家也一定会对它进行研究，弄清楚它的抗癌功效是如何作用的，以及怎样进一步提高其效果。这些宣传往往是夸大其抗癌效果，有的甚至完全无中生有。患者应该保证饮食中能获取充分的营养，简单来说就是要每天保证一份蛋白质、一份碳水化合物、一份蔬菜和一份水果，这就足够了。患者不需要再额外进食任何抗癌神器，因为没有抗癌的特效食物！

然而，令人感到遗憾的是，患者和家属往往将这些虚假的医疗信息当作救命的稻草，还有许多人抱着试试的心理，拿自己宝贵的生命给骗子们做实验。如果抗癌工作像骗子们说的那样简单就好了！如果有抗癌特效药就好了！如果“老中医”或者“老军医”手里有抗癌秘方就好了！这样，美国政府也不会每年投入上百亿美元的资金用于癌症研究，制药公司也无须投入天量经费用于研发抗癌新药，直接请“老中医”出马就可以赚得盆满钵满。患者被虚假的医疗信息欺骗后，很容易对正规治疗产生消极态度，甚至对医生产生不信任，处处担心自己被“过度医疗”。医生本应该是患者抗癌路上最亲密的战友、最值得信赖的伙伴啊！事实上，无数虚假信息都是从诋毁现代医疗制度、诋毁医生开始的，然后再给予患者廉价又虚假的希望，这一推一拉，患者就容易上钩了。

我选择相信科学，因为我们正处于彻底攻克癌症的前夜。现代医学为癌症患者提供的治疗方法是目前最好的选择，是经过无数医生、患者和研究人员共同努力的智慧结晶，远比“老中医”们的独门秘笈更值得信赖！事实上，全世界的肿瘤科医生已经联合起来了。基于证据的癌症规范治疗集合了众多肿瘤科医生的临床经验和集体智慧，通过对癌症患者的精确诊断、分类，推荐使用目前科学界认为最有效的治疗方法。癌症的规范化治疗可以确保患者得到目前情况下最高水平的救治。

事实上，过去几十年我们收获颇丰，在向癌症进军的道路上屡屡得胜。据调查，日本目前癌症的 10 年平均生存率为 58.2%，其中甲状腺癌的 10 年生存率为 91%，前列腺癌为 84%，子宫体癌为 83%，乳腺癌为 80%。这些数据还仅仅是 10 年前癌症患者的数据，目前随着靶向治疗、免疫疗法等新兴高效、低副作用技术的出现，现在的患者应该有更好的预后。我们再来看看美国，美国前列腺癌的 5 年生存率为 99%，甲状腺癌为 98%，皮肤癌为 92%，乳腺癌为 90%，肾癌为 75%……这在过去都是不可想象的伟大成就，目前的医疗技术已经能够有效控制某些癌症，这是现代医学的胜利！虽然我国的癌症存活率与美国相比，还存在很大的差距，但是随着我国医学服务水平的提升、癌症筛查项目的普及与规范化癌症治疗的推广，我国的癌症患者也可以享受到现代科学进步带来的切实好处，这也是党中央国务院做出“健康中国 2030”重大部署的客观要求——让人民享有健康生活！

不得不承认，面对另外一些更加凶险的癌症，如肺癌、肝癌、胰腺癌等，我们目前取得的进展依然十分有限，还有许多工作要做。但是，我相信随着人们对癌症发病机制的认识越来越透彻，距离我们彻底战胜癌症的那一天真的不远了！在抗争癌症的道路上，我选择相信科学。

参考文献

[1] 搜狐新闻. 日本完成癌症 10 年生存率统计，结果竟出乎意料！[EB/OL]. [2017-07-02]. https://m.sohu.com/n/436794029/.

[2] Wikpedia. List of cancer mortality rates in the United States [EB/OL]. [2017-07-02]. https://en.wikipedia.org/wiki/List_of_cancer_mortality_rates_in_the_United_States.

与癌症和解

癌症，源自人体，又能够毁灭人体。过去，我们希望能够将癌细胞斩尽杀绝，付出了惨重的代价。越来越多的人意识到：癌症高发其实是人类寿命增长的自然后果，我们必须学会接受癌症，把它看作一种慢性病，与癌长期共存！毕竟，一切治疗的出发点和最终目的都是“以人为本”：最大限度延长患者寿命，最大程度提升人们的生活质量。

癌症只是慢性病。

——何裕民

如果说到人类可以靠着发现新知识、发明新工具就解决一切问题，就会被认为不只是可笑，更是狂妄自大。无论是《圣经》中的巴别塔、希腊神话中的伊卡鲁斯，或是犹太传说中的活假人，这些神话故事都在告诫人类，不要企图超越人类的极限，否则只会灾难加身。

——尤瓦尔·赫拉利《人类简史：从动物到上帝》

让癌症成为历史！

——美国得克萨斯大学安德森癌症中心

癌症高发是人类寿命延长的必然后果

随着癌症的高发，有些人开始怀念过去：过去山清水秀，没有雾霾，也没有工厂排放废水废气来污染环境；过去生活舒适，没有现代生活那么压力大，人们精神上也更加愉快；过去都没有听说过什么人得了癌症，癌症是一种现代病。这些怀念可以理解，但把癌症的罪魁祸首归因于现代生活，这可是打错板子了。因为，现代社会的癌症高发其实是伴随着人类寿命延长的必然后果。如果考虑所有的癌症高风险因子，年龄一定是最重要的，年龄越大，就越容易患上癌症。

根据中国肿瘤登记中心的调查，我国癌症发病总人数 45 岁以下的人群只占 10%，超过 90% 的癌症患者都是在 45 岁之后发病的。尤其是超过 60 岁之后，60～74 岁阶段的人群达到癌症发病的顶峰。其实自从开始有了人类，直到不太久远的过去，长达几千年的人类文明史中人均寿命都很短，所谓“七十古来稀”。有人曾经做了一个统计，历代皇帝中有确切生卒日期的共有 209

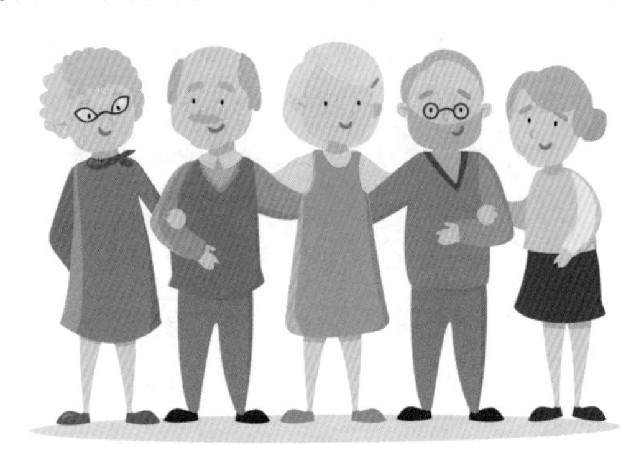

Inspiring/Shutterstock 授权

人，他们平均寿命只有 39 岁。在这两百多位皇帝中，只有 8 个人的寿命超过了 70 岁。在过去，大部分人还没有活到癌症的高发年龄就去世了。此外，过去诊断水平也比较低，即便患上癌症也无从得知。所以，癌症在过去是罕见病。

现代社会的癌症高发从某种程度上来讲，是人类寿命延长的必然后果。我们知道，癌细胞是由于我们自身细胞基因突变造成的。每次细胞分裂，都伴随着一整套遗传物质的复制，其中包括 23 对染色体、39 000 个基因、30 亿个碱基对。在复制的过程中，总会出现一些错误。人们对这些复制出错的容忍程度很高，大部分错误都无关紧要，并不会影响人的正常生理功能。而且人体还有非常强大的纠错功能，一旦发现基因复制错误，还可以修复基因。一旦发现携带了重要的错误基因的不正常细胞，人体还会通过一系列的调控措施，将其消灭。

然而，随着年龄的增长，细胞分裂过程中累积了越来越多的复制错误，人体自身的修复功能也越来越弱。最近，科学家们还发现老年人体内累积的损伤蛋白质、活性氧自由基越来越多，抗氧化成分越来越少。老年人的抵抗力也比较弱，通常也伴随着一些长期的慢性炎症等。这种复制错误的累积、人体微环境的改变共同增加癌症的发病风险。

大多数癌症都是“老年人癌”。有一个概念叫作癌症发病年龄的中位数，意思就是说有一半人是在这个年龄之前患上癌症，有一半人在这个年龄之后患上癌症。根据美国的一项调查，乳腺癌的发病年龄的中位数是 61 岁，前列腺癌的是 66 岁，结直肠癌的是 68 岁，肺癌的是 70 岁……这些癌症基本上就是发病年龄比较大的“老年人癌”。不过值得注意的是，这些“老年人癌”虽然发病年龄一般比较大，但仍有可能在任何年龄阶段发生。此外，还有一些癌症可能跟人的先天基因有关，它们的发病年龄的中位数就比较小，不过这些癌症大多比较罕见，如骨癌大多发病于 20 岁以下的年轻人。

随着人类平均寿命的增长，我国已经逐渐进入老龄化社会，民政部发布的报告显示：我国60岁以上的老年人口已达2.22亿人，占中国总人口约15%；到了2020年，老年人将达到全国人口的1/3。我们应该怎么办？毕竟，人们是不愿意为了降低患癌风险而缩短生命，也无法将生命的时钟往回拨，重返青春。

我们能做到的就是及早预防，关注健康生活，降低基因复制出错的概率。例如，人到中年，就应该开始进行筛查，一旦发现癌症的早期苗头，就可以趁它们弱小的时候进行有效打击，可以取得较好的治疗效果。老年人则应该更加注重健康、积极锻炼、定期到医院进行检查。此外，我们也必须接受高龄老年人可能有很大机会要与癌症共存这个事实。人的寿命越长，就会有越来越多的人患上癌症。即便在美国，男性一生中有高达1/2的概率患上癌症，而女性则有1/3的概率患上癌症。之前我们讨论过，男性似乎比女性更容易罹患癌症。这个数据警示我们，这一生中人们有相当大的概率被诊断出癌症，我们在生活中也一定会与癌症患者打交道。这是必须正视的事实，我们要学会科学地看待癌症，采取充分的预防措施做好准备，不能被病魔打垮！

丹娜法伯癌症研究院是美国哈佛大学医学院的癌症专科附属医院，他们的科学家告诉我们："在人们年轻的时候通过控制慢性炎症、调整生活方式可以降低癌症风险。我们必须及早做出改变，例如增加日常运动、减少静坐时间、好好休息、健康饮食、戒烟限酒。"

祝福所有的老年人都能延年益寿、安享天年！

参考文献

[1] 辛闻. 民政部：中国60岁以上老年人口已达2.22亿人[EB/OL].(2016-07-12)[2017-07-02]. http://news.china.com.cn/2016-07/12/content_38858935.htm.

[2] American Cancer Soceity. Lifetime Risk of Developing or Dying From Cancer[EB/OL]. [2017-07-02]. https://www.cancer.org/cancer/cancer-basics/lifetime-probability-of-developing-or-dying-from-cancer.html.

[3] BERGER N A, et al. Cancer in the Elderly [J]. Trans. Am. Clin. Climatol. Assoc., 2006, 117: 147-156.

把癌症变成慢性病

心血管疾病和癌症，哪个更凶险？我们社会对哪种疾病，更容易产生紧张的情绪？

毫无疑问，平时我们认为高血压之类的心血管疾病都是中老年人常见的慢性疾病，不必过于担心，饮食注意少油盐、吃吃降压药控制控制就好了；然而面对癌症，许多人都觉得这是不治之症，任何疑似癌症的诊断都会让人倒吸一口凉气，心惊胆战。然而，根据世界卫生组织的调查，心血管疾病每年造成约 1750 万人死亡，而癌症“只”造成约 820 万人死亡。心血管疾病给人们造成的死亡是癌症的两倍还要多！看来，癌症没有那么可怕，高血压也没有我们想象中那么温和。

事实上，世界卫生组织已经把癌症视为一种慢性病。世界卫生组织认为，癌症这种疾病并不会在人与人之间传播，发病的病程比较长，通常情况下进展缓慢。难以彻底治疗、完全康复是慢性病的另一大特点。因此，必须科学规范地管理慢性病才能做到“与癌共存”。

以前，我们听到的是癌症患者存活时间并没有太长，被诊断出癌症后，没过多久就去世了。造成这种现象的主要原因在于：许多癌症患者都是到了晚期才发现自己患癌，而晚期癌症的治疗效果一般都不太理想。不过令人稍加欣慰的是，肺癌、肝癌、胃癌等中国人高发的癌症潜伏时期非常长，我们目前已经找到了诱发这些癌症的风险因子。只要注重健康的生活方式，可以通过预防而有效地避免这些癌症。此外，高危人群还应该参加癌症筛查，防患于未然。及早介入就很有希望将癌症完全治愈，或者转化成能够长期控制的慢性病。

除了这些比较凶险的癌症外，人们已经能够成功控制大部分癌症。抗癌药物研发专家李治中博士曾介绍过：在过去，一旦患者患上了慢性髓性白血病（携带 BCL-ABL 突变基因）就基本上凶多吉少，使用传统化疗药物也无法有效控制，5 年存活率不到 30%。然而 2001 年后，人们开发出了针对这种疾病的靶向药物。患者只需要口服药物，就可以有效控制病情，5 年存活率提升到 90%。这种药物其实并没有杀死患者体内全部的癌细胞，一旦停药，很多人的白血病还有可能复发。但是，人们已经成功地将癌症从“绝症”转化成了“慢性病”。就像糖尿病患者只要按时注射胰岛素一样，癌症患者只要按时吃药，就能有效控制病情，这在十几年前都是无法想象的。

在人们不断取得抗癌胜利的背景下，我们可以看到目前在美国，癌症的整体 5 年存活率已经达到 60%，差不多已经是“1/3 的癌症可以预防，1/3 的癌症可以早发现，即便患上癌症，也有 2/3 的癌症可以有效控制”了。美国的前列腺癌、甲状腺癌、皮肤癌、乳腺癌患者的 5 年存活率都在 90% 以上。不幸患上这些癌症的人们只要接受正规治疗，基本上都能重新回到正常生活中。

面对那些更加凶险的癌症，我们也并不是束手无策。肺癌等凶险的癌症，来势汹汹，进展十分迅速，无论在中国还是在美国，5 年存活率都不高。然而，科学家们对这些癌症的认识越来越深入，开发了越来越多新型的靶向药物和免疫疗法，能够有效延长患者生命，最大限度地提高患者的生活质量。虽然还存在耐药性或者响应性不佳等各种各样的问题，但科学家们正在集结最先进的医疗手段，对癌症发起攻击。通过多种药物联合用药的方法，或者出现耐药性后及时更换药物的方法，有希望进一步控制病情。我们相信，距离人们把绝大多数癌症都转化成慢性、可控、低伤害的慢性疾病的那一天不太遥远了。

到时候，我们也许不会再“谈癌色变”，患上癌症的人也不用承担如此大的心理压力。然而，慢性病也并不意味着癌症不再危险，癌症患者必须学会科学管理癌症，进入“与癌共存”的新常态。这里对癌症患者提出两个要求：

第一个要求就是患者要学会科学管理，长期追踪癌症风险，按时用药，以有效控制病情。患者必须按照医生的要求服用药物，不可擅自停药。也许患者不用再长期住院，在家里口服药物即可，但患者必须遵从医嘱，定期回医院复查，以监控癌症病情。一旦出现病情反复，医生可以及时调整治疗方案。

第二个要求就是患者要能够重返生活，接受与癌共存的新常态。治疗的目的，就是希望患者能够恢复正常的生活。完全回到过去的状态，也许不太现实。自从癌症确诊的那一刻，所有的事情都变了：与亲朋好友的关系会发生变化，对生活的认识会发生变化，甚至也有客观上的身体体质发生的变化。然而，患者要学会接受这种变化，积极进行自我调整。面对癌症，患者不仅要“不向霸王让半分”，还要能够把日子过好，让自己接下来的生命更精彩、更有意义！

就像李开复先生一样，患癌的经历并没有打倒他，让他从此陷入无穷无尽的恐惧而止步不前。恰恰相反，李开复接受正规治疗，有效控制住癌症之后，依然活跃在“人工智能”领域前沿，他甚至还写了一本书《向死而生：我修的死亡学分》来向广大读者报告自己在与癌症做斗争时的所思所想。

我们有信心把癌症完全变成慢性病，而不被它打倒。在现代医疗的帮助下，癌症患者的生命依然可以更加辉煌！

参考文献

[1] 李治中. 把癌症变为慢性病，我们还有多远? [EB/OL].(2016-04-04)[2017-07-02]. http://blog.sciencenet.cn/blog-2095011-967695.html.

[2] American Cancer Society. Managing Cancer as a Chronic Illness [EB/OL]. [2017-07-02]. https://www.cancer.org/treatment/survivorship-during-and-after-treatment/when-cancer-doesnt-go-away.html.
[3] 世界卫生组织. 非传染性疾病 [EB/OL]. [2017-07-02]. http://www.who.int/mediacentre/factsheets/fs355/zh/.

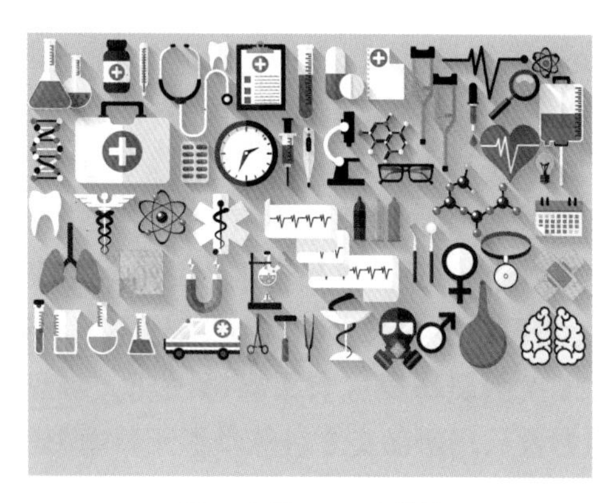

32 pixels/Shutterstock 授权

虽然现在很多医生和患者都已经接受了“癌症是种慢性病”的理念，但是在进行癌症治疗的时候，许多人还是希望能够把癌细胞“斩尽杀绝”。患者对癌症复发的担忧一直都在，非常希望能够吃一颗定心丸。甚至有些患者觉得要手术、化疗、放疗各种手段一齐都用上，效果才会最好，积极要求医生加大治疗力度。事实上，这些都是过于看重全面清除癌细胞，而忽视了治疗真正的核心——人。千方百计提高人的生存时间，提高患者的生活质量，才是一切治疗的出发点。患者不可操之过急，寻医问药必须严格遵循“对患者有利”的原则。

首先，加大治疗力度不一定代表更好的疗效。过去，人们对于癌症认识不清的时候，认为通过手术可以全面清除恶性肿瘤，可以给患者带来彻底治愈的希望；精益求精的外科医生们希望使用精巧的手术刀，帮助患者彻底战胜癌症。

《众病之王：癌症传》一书中介绍了曾经风靡一时的根治性

乳房切除术：为了治疗乳腺癌，霍尔斯特德医生及其支持者们整体切除了患者的乳房、胸部肌肉、腋窝淋巴结，将所有可能扩散部位都切除。他们认为切除得越多，治愈的可能性也就越大。这种治疗方法给患者带来了巨大的痛苦，但患者依然趋之若鹜，狂热地追捧这种所谓根治性的外科手术。然而，癌症的治疗并没有那么简单和直观，现代医学要求必须有严谨的证据：不是有十个八个成功例子就能证明根治性手术的有效性的，必须能够证明实施根治性手术比简单的乳房切除术要更加有效。

1981年，一项涉及美国和加拿大30多个癌症治疗中心的1765个癌症患者的实验结果出炉：接受根治性乳房切除术的患者并没有在治愈率、复发率和死亡率等数据上占据优势，但患者却付出了惨重的代价，巨大的手术伤口使得身体不再健全，严重影响了生活质量。如今，这种根治性乳房切除术已经很罕见了，而美国的乳腺癌患者的5年生存率也高达90%。过度强调手术并不会给患者带来好处。

这里，我们必须认识到癌症治疗过程中存在的“过度治疗”的问题。手术也好，化疗、放疗也好，都是双刃剑。用得好了，可以有效控制癌症；用得不好，就有可能白白让患者受苦，而没有带来好处；甚至有时候，过度医疗还会对患者造成严重的伤害，大大降低其生活质量。前面我们介绍过，化疗采用的细胞毒性药物，伴随着血液循环抵达全身各处，因此是一种全局性治疗。手术前后配合化疗药物，确实有可能降低癌细胞转移或者癌症复发。然而，化疗的剂量和疗程都十分关键，如果盲目加强会导致非常严重的副作用，甚至还可能诱发新的疾病。放疗虽然只是对局部区域施加高能射线，并无全局影响，但是这些高能射线还是会对邻近肿瘤的健康组织和细胞造成影响。为了将癌细胞彻底杀灭，或者为了避免肿瘤复发，而盲目增加化疗、放疗的疗程和剂量，都有可能造成严重的后果，甚至癌症没有彻底治好，人却受不了副作用先垮下了。

为什么对癌症的过度治疗时有发生呢？这可能跟许多医生、患者和家属的观念有关：尽一切可能延长生命，保命是治疗的核心目标！甚至，一些患者在一家医院进行治疗之后，为了多重保险，还要转战其他医院。中国中医科学院广安门医院副院长花宝金教授认为：在肿瘤治疗方面，存在一种对抗思维模式。即治疗方案过于强调对肿瘤的彻底杀伤或根治，其出发点是“以病为本”，而非“以人为本”。这种“以暴制暴”“以毒攻毒”的战争模式，导致疗程过长、剂量过大或手术范围扩大。

此时，坚持肿瘤的规范化治疗就显得特别重要。对于处于不同分期的不同癌症，无数医生总结了成千上万的病例治疗经验，发表了权威的治疗指南。医生应当参照这些治疗指南，结合患者个体的病情，综合考虑患者的年龄、体质、抵抗力和肿瘤的位置、大小、转移情况等，进行规范化的个体化治疗。具体来说，就是对于转移可能性比较小的早期局限性癌症，如果使用手术切除就能控制病情，一般就不再辅以化疗或者放疗。只有能够给患者带来切实的好处时，才安排适量的治疗手段叠加，而不是把“手术、化疗、放疗”看作所有癌症患者的规定动作。对于无法彻底治愈的晚期癌症，应当以提高生存质量为目的，尽量减轻疼痛，为患者带来平和，而不是强行“以暴制暴”地杀灭癌细胞。此外，“密切观察”也是一种重要的治疗手段。医治的关键在于能够患者带来好处，而非“不留遗憾”的自我安慰。

目前，卫生监管部门和国际权威机构都发布了各种各样的规范化治疗指南，绝大多数医生也都会严格参照指南进行规范化治疗。患者和家属也应该学习关于癌症的基本知识，正确地看待癌症，能够理解医生进行的推断，并且采用最佳的心态面对癌症。21 世纪的循证医学铁面无私，只看数据：能给患者带来切实好处的治疗方法才是好的方法。

参考文献

花宝金．专家：很多人并非死于癌症本身　而是死于过度治疗［EB/OL］．（2013-03-29）［2017-07-02］．http://scitech.people.com.cn/n/2013/0329/c1007-20959466.html.

如何识破民间传说的癌症谣言

没有什么谣言比关于癌症的谣言更多了，尤其是社交媒体上，许多消息都打着“美国最新研究”或者“老中医的传统智慧”的旗号，释放真真假假的各种信息。果壳网曾经总结了关于癌症的十大谣言，你也许看到过以下很多：

（1）“超级食物”可防癌；

（2）“酸性食物”导致癌症；

（3）癌细胞爱甜食；

（4）癌症是一种真菌，用小苏打可以治疗癌症；

（5）民间有治疗癌症的灵丹妙药，只不过被大型制药公司打压了；

（6）死于癌症治疗的人比直接死于癌症的人还多；

（7）人类并没有良好的治疗手段，自然疗法更好；

……

这个名单可以很长，我可以接着列下去。现在，聪明的你在读完本书后，已经明白什么是癌症，怎样能够预防癌症，也比较了解目前我们采用的治疗癌症的手段了。更重要的是，有了这些基础知识，我们就能够独立判断这些层出不穷的谣言是否靠谱。一般来说，我们更信任权威学术刊物上报道的癌症研究的进展，对于没有出处的消息，带有一种天然的怀疑态度。即便是权威学术刊物上的研究论文，我们也要学会批判性地阅读：他们得到的结论是什么？是怎样得到这些结论的？抗癌或者致癌的实验是在细胞层面的实验，还是动物身上的实验，或者是基于人的流行病学的调查？动物身上的实验数据并不能直接推广到人身上，在动物体内起到抗癌作用的药物并不一定会在人身上奏效。如果这些数据是通过人取得的，那么我们要看数据的样本量有多大，这个项目有多少人参加；实验有没有进行正确的设计，从而排除样本之间的误差。这是我们对一篇学术论文的要求，事实上论文发出来之后也要接受全世界所有研究同行的验证和批评。

然而，民间传说从来都不会告诉你这些细节。我们以酸碱体质影响患癌概率为例，剖析一下。你一定读到过这些内容：

研究表明：

（1）癌症不能在弱碱性的身体中形成。

（2）癌症只能在酸性身体中形成。

（3）如果你有癌症，说明你的身体是酸性的。

（4）癌症只能在酸性的身体中扩展。

（5）如果你的身体变成弱碱性，癌症就不能扩展。

（6）如果你能平衡你身体的pH值，让你的身体转变成弱碱性，不管你得的是什么癌症，都能转变和被治好。

（7）不管你的情况多么糟糕，哪怕只能活6个月，如果你能转变你身体的pH值到弱碱性，你的癌症就不会扩展，就会被治好。

（8）不用担心你的家庭中你的妈妈、爸爸或任何人有癌症，只要你的身体是弱碱性的，你就不会得；如果你已经得了，癌症也将会转变。

（9）癌症都是酸性体液中生存的，没别的。如果你的身体是酸性的，你就会得癌症；如果是弱碱的，你就不会得癌症。如果你已得了癌症，只要你能调整你身体的pH值到弱碱性，癌症就会离你而去。

（10）预防癌症的秘诀十分简单，就是常吃碱性食物以防止酸性废物的累积，因为酸化的体液环境，是正常细胞癌变的肥沃土壤，调整体液酸碱平衡，是预防癌症的有效途径。

这些理论看起来是多么的合情、合理、合乎科学道理啊！

那我们拿批判性思维的“照妖镜”来仔细验证一下这些消息。第一，这个所谓的“研究表明”并没有来源，我们不清楚这项研究是由哪家医学院进行的，主导科研的教授是谁？而且我们都不清楚这项研究结论有没有在接受同行审议之后，发表在专业学术期刊上。“我朋友、我亲戚、我听说”的消息并不可靠。第二，这些论断并没有任何实验数据支持。癌症不能在弱碱性的人体中形成？那么是不是应该有一张统计数据表，告诉我们有几个人，他们的体质是弱碱性的，经过长期观察发现他们终身没有患上癌症？如何测量人的体质是酸性还是碱性呢？一点数据都没有，就开始马上抛出结论，这也是民间传说的常见套路。科学家们十分谨慎，连在动物实验已经证实的结论都不会轻易推广到人身上。然而，民间大师们总是一张嘴，就能点破癌症的“奥秘”，仿佛他们的理论不需要任何验证就是放之四海皆准的“普遍真理”。这些拍脑袋想出来的传说，当然不值得我们重视和相信。

基于酸碱体质的理论，民间传说还推出了相应的预防方案，你说不定也看到过这个表：

常见食物的酸碱性：

- ⊙ 强酸性：蛋黄、乳酪、白糖、西点、柿子、乌鱼子、柴鱼等。
- ⊙ 中酸性：火腿、鸡肉、鲔鱼、猪肉、鳗鱼、牛肉、面包、小麦、奶油、马肉等。
- ⊙ 弱酸性：大米、花生、啤酒、油炸豆腐、海苔、文蛤（蚬）、章鱼、泥鳅等。

⊙ 弱碱性：红豆、萝卜、苹果、甘蓝、洋葱、豆腐等。

⊙ 中碱性：萝卜干、大豆、胡萝卜、番茄、香蕉、橘子、香瓜、草莓、蛋白、梅干、柠檬、菠菜等。

⊙ 强碱性：葡萄、茶叶、葡萄酒、海带、天然绿藻类食物。

任何接受过中学化学教育的人都能看出来，这个食物酸碱性表肯定不是通过 pH 试纸测量出来的。否则，葡萄怎么会是强碱性，白糖怎么又会是强酸性呢？民间高人也从来不会透露自己的检测方法，他们总是直接抛出结论。没有数据，没有实验，没有确凿的证据，却推荐人们吃某些东西，不要吃某些东西。对于这些不靠谱的非主流理论，读完本书的读者大可一笑了之，你们已经知道该怎么做了。

参考文献

[1] 球藻怪. 关于癌症的十大谣言[EB/OL].(2014-04-02)[2017-07-02]. http://www.guokr.com/article/438186/.

[2] 张鹏. 癌症的信号!(如何预防癌症)[EB/OL].(2011-11-07)[2017-07-02]. http://www.haodf.com/zhuanjiaguandian/zhangpengdoctor_548644957.htm.

预防才是最好的治疗

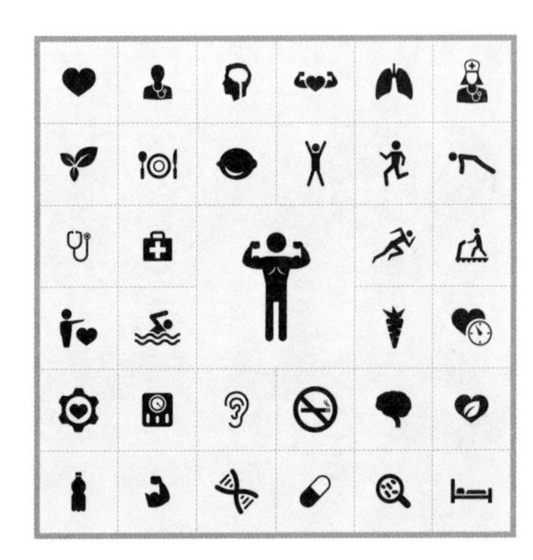

Rashad Ashurov/Shutterstock 授权

虽然，我们现在已经有了较好的癌症医治手段，但无论是手术、化疗，还是放疗，还是会给人自身带来许多伤害。无论是从经济上考虑，还是从健康上考虑，预防才是最好的办法，也是我们每个人的应有之举。

我们知道，并没有一劳永逸的预防方法，也不存在某种食物能够成为抗癌神器。我们能够做到的就是，在日常生活中，始终关注健康。立即停止吸烟或者永远不要尝试吸烟这样一个简单的举动，就有可能避免未来罹患肺癌之后的肺叶切除手术，还可以避免口腔癌、咽喉癌、食管癌及胃癌等。这种健康上的收益值得你去付出一点点努力。

过去，许多人平时不注重健康生活。有这样一种说法，我们中国人是在预防上花 1 元钱，在筛查上基本上没有养成习惯、不花钱，在医疗保险上花 10 元钱，在治疗的初期花 100 元钱，在最后几个月花光了所有的钱。这种资源的错误配置，并不能充分抵御癌症带来的风险，癌症如果发展到晚期，投入再多资源也很难再扳回一局，治疗难度加大，治疗效果往往也不甚理想。如果我们转变一下思路，在预防上花 10 元钱，就能够避免许多悲剧的发生。平时多吃些蔬菜和水果，避免进食高油、高盐的食物，保持合理的体重，养成锻炼的习惯，让自己的体格变得更强健。这些不需要花太多钱，但真的能避免很多人患上癌症。

除了健康的生活方式外，我们也要提高自己的医学素养。比如，父母要为孩子及时接种疫苗，每个人都清楚如何进行相应的癌症筛查，了解癌症发病的前兆，能够及早发现病情。许多人都不愿意和医院打交道，仿佛只有生了病才会去医院。其实，医生也是我们健康的守护神。我们要关注自己的健康状况，出现问题的时候要能够及时发现。因为即便我们保持最高的健康生活标准，虽然能够降低患癌的概率，但还是无法完全避免。癌症，伴随着人类的寿命越来越长，就越有可能出现，运气不好就有可能会患上癌症。我们可不会把自己的生命交给“运气”。通过按时筛查，及早发现癌症的蛛丝马迹，即便不幸患上癌症也会获得非常好的治疗效果。

毛泽东有句名言：“在战略上要藐视敌人，在战术上要重视敌人。”癌症并不可怕，我们希望大家再谈到癌症的时候，不会再心惊胆战、谈癌色变。但在战术上，我们必须重视敌人，从小处着手，养成健康的生活习惯。而不是像很多人那样，平时提起来癌症都觉得怕得要命，却依然烟不离手。

健康意识与医学素养的提高，需要我们所有人的共同努力。随着“健康中国2030”规划纲要的公布，党中央国务院做出了“加强健康教育、塑造全民自主自律的健康行为”的重大部署，人民群众迫切需要“靠谱、实用、有趣”的防癌知识。一方面，医生和科研人员要加强与公众的沟通，积极宣传健康生活的知识，这是健康领域专业人员义不容辞的责任；另一方面，我们每一位读者也要抱着一种学习和求知的态度，提升自己的知识水平，对自己的身体健康负责。毕竟，健康是一切的本钱！

海滩上藏着无数的螃蟹

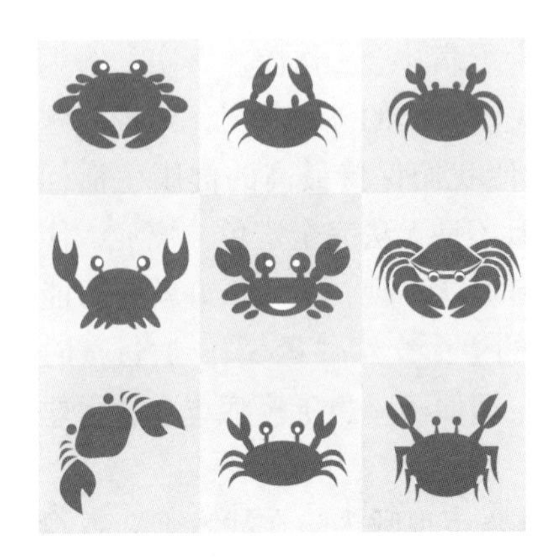
yod67/Shutterstock 授权

癌症的英文名是 Cancer，原意是螃蟹的意思，它们都张牙舞爪、伸展向四面八方。一望无际的海滩上，无数螃蟹藏在沙子里，我们勇敢的科学家和医生，却试图发现所有螃蟹的奥秘，把它们统统捉住。癌症也并不是一类简单的疾病，它是几百种疾病的总和。我们会惧怕癌症的挑战吗？天花、鼠疫、艾滋病……无数过去被认为致命的疾病，如今都被人们找到了致命的弱点。据腾讯科学的报道，天花曾是最令人恐怖的病毒，仅仅在 20 世纪就杀死了 3 亿～5 亿人口。然而，随着人们接种疫苗，天花病毒甚至已经在野外灭绝，人们最终取得了彻底的胜利。我们会不会对癌症也取得类似的彻底胜利呢？

在这一点上，我们必须实事求是：非常困难。癌症，是源于我们自身遗传物质出错的一种疾病。任何人体细胞，只要持续分裂，复制错误累积到一定程度都有可能造成癌变。诱发疾病的风险因素既有内在的因素，也受到外界环境的影响，历时很久、错综复杂。我们很难一蹴而就，找到一种特效药后就可以消灭癌症。麻省理工学院的菲利普斯·夏普（Phillips Sharp）教授曾经评论道："这种疾病远比我们使用的治疗手段更加复杂，它的复杂性令人震惊。"我们已经和癌症搏斗超过 100 年了，但还是没有取得决定性的胜利。

虽然我们现在还没有大获全胜，但一直都在取得进展。尤其是过去的50年里，癌症患者的存活率一直稳步提高，有些癌症的5年生存率甚至10年生存率已高达90%。与此同时，靶向治疗、免疫疗法、质子重离子治疗等各种新型的疗法正越来越发挥更大的功效。我们还可以进一步延长癌症患者的存活时间。考虑到癌症多发病于年长者，大部分人是在50岁或者60岁之后才患上癌症，如果他们能够再生存十几年甚至几十年的话，癌症已经不会影响他们的寿命。然而，有些十分凶残的癌症仍然很难控制，我们还没有完全弄清楚它们的内在生物学机制。

这就凸显出基础生物医学研究的极端重要性。我们必须能够了解人体细胞是如何一步步复制出错变成癌细胞的，更重要的是要找到那些长生不老的肿瘤细胞的内在弱点。只要能够找到这些弱点，我们就能够开发出相应的医疗手段来痛击癌细胞。科学家们在实验室里发现了癌细胞信号通路的关键突变，随后没有多久，就有选择性抑制这些信号通路的靶向药物问世：药效更好的同时，副作用也更加可控；科学家们在实验室里发现了癌细胞能够躲避免疫细胞的追杀，就马上开发出了免疫疗法，帮助人体免疫系统擦亮双眼。实验室的科研成果帮助人们了解细胞的调控机制，随即就能转化成临床医学应用，给我们带来更好的癌症新疗法。因此，我们必须支持科学家们的基础研究。面对复杂的癌症，科学家们也不能单打独斗，必须组织起来向癌症的各个领域发动进攻。

2016年，美国前总统奥巴马宣布启动“癌症登月计划”，拿出当年人类登陆月球的勇气向癌症发动进攻，统筹政府、企业、大学、投资机构和社会各方面力量，促进跨部门、跨学科、多行业合作，集结了数十亿美元的经费进行专项研究。从预防和早期诊断，到新药开发、免疫疗法，到构建患者数据库、成立全国性的公开透明的癌症临床实验平台，“癌症登月计划”只是人们在癌症研究领域诸多计划中的一个。无数科学家都在夜以继日地抓紧研究，不将藏在沙子里的螃蟹抓完，誓不罢休。

我们人类，有这种迎难而上的勇气。面对来势汹汹的敌人，斯巴达勇士们从来不会问敌人有多少，他们只会问："敌人在哪里？"我们所有奋斗在研究一线的科研人员，也不会惧怕癌症种类繁多、病因复杂，我们只问："癌症的弱点藏在哪里？"本书亦是一名一线研究人员，为大家的"捉螃蟹"事业，做出的一点小小的贡献。

虽然海滩上有无数的螃蟹，但斯巴达勇士们不会停止前进的步伐。我们人类也必将取得抗癌战役的最后胜利。

参考文献

[1] 过客. 天花病毒的最终命运：是去是留将做最后了断[EB/OL]. (2014-05-25)[2017-07-02]. http://tech.qq.com/a/20140525/002961.htm.

[2] SAPORITO B. The Conspiracy To End Cancer [EB/OL]. (2013-04-01)[2017-07-02]. http://healthland.time.com/2013/04/01/the-conspiracy-to-end-cancer/.

[3] 细胞说. 美国癌症"登月计划"这一年[EB/OL]. (2017-01-19)[2017-07-02]. http://med.sina.com/article_detail_103_2_19102.html.

是结束，更是开始

这本书到这里就要结束了，感谢你坚持读到了这里。其实原本这只是一个“尽自己一份力量”的科普项目。我发现市面上关于癌症的谣言实在太多了，即便走进书店，关于癌症的各种另类疗法的书籍大行其道。无论是风靡一时的近藤诚系列，还是看上去非常神奇的《自然疗法》，它们的共同特点就是：一家之言，不入主流，缺乏证据，误导民众。如果我们一线科研人员不主动站出来，广大读者就很容易把这些巧言令色的江湖传闻当作抗癌经典。花了冤枉钱不说，还容易误入歧途。

因此，我开展了 Project Crab Hunting（捉螃蟹）科普计划，致力于最靠谱的癌症科普，帮助人们科学地认识癌症，学会预防癌症，了解癌症的诊断和治疗方法，澄清传统认识的一些误区。在本书的撰写过程中，我参考了大量权威机构的规范指南和学术论文，坚持“科学性第一”的撰写原则。

当然我也知道，读者们不会喜爱一本枯燥无味、堆砌数据和实验的“严肃读物”。在做到靠谱的同时，我还希望能够兼顾“实用、有趣”，让读者读得懂、喜欢读、能获益，这才是本书的最终目标。如果读者在读完本书之后，能够获得一点帮助，对癌症不再感到恐惧，我目的也就达到了。最难的，不是解决问题，而是拥有正视问题的勇气。倘若读者能够获取更多关于癌症的知识，学会打造自主健康的生活，切实降低患癌风险，那将是一件功德无量的事情。我不敢居功，读者应该谢谢你们自己，感谢你关注自己的健康，感谢你能理智地看待癌症，感谢你有强大的执行力！你行动起来，便不会感到恐惧了。

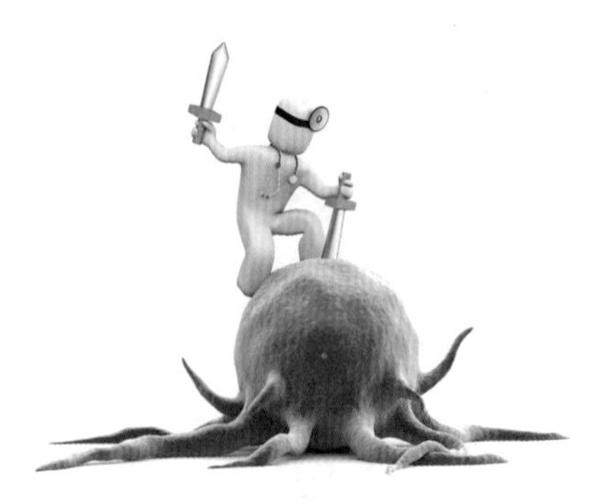

Palto/Shutterstock 授权

然而，如果到这里就结束了，这本书就只是一个终点，我们亲爱的读者朋友对癌症的认识也就仅限于 2017 年 11 月 8 日这一天之前的本书介绍的这些内容，而科学家每天都在与癌症斗争的战场上取得新进展，各种权威机构也都不停地在更新自己的抗癌指南，加入人类对癌症的最新知识，帮助人们做出更好的选择。当然不用说，各种各样的江湖高人也在抓紧炮制新的“抗癌神器”，妄图吸引大家的眼球和钱包。这本书无法全面覆盖之后发生的事情。虽然我仍会继续进行抗癌科普，但是“授人以鱼不如授人以渔”。如果说我还有一点别的期待的话，就是我希望所有的读者都能再学到一点科学精神和“批判性思维”，这是去伪存真的法宝。西谚有云：“我们相信上帝，除了上帝，其他人都必须用数据说话！”面对层出不穷的癌症新知，我们的读者也要学会鉴别真伪。

还能再给力一些吗？当然可以，那就是行动起来！光知道这些知识，最多也就是获得精神上的满足；真正地行动起来，打造自主健康的生活方式，营造积极抗癌的社会氛围，这样我们的读者才能获得最大的好处！这本书，只是你抗癌道路上的一个开始，它远非终点。请从今天开始过得更加健康，请向你的亲朋好友宣扬抗癌知识，请关注和支持癌症研究。

读完本书，你现在应该已经能够谈癌不色变了，但这并非我们的最终目的。

“让癌症成为历史”！

致 谢

在本书的完成过程中，我有许多人需要感谢。

首先，我要感谢我的父母。事实上，我是为了父母才开始写作这本书的：希望能够向他们介绍最权威、实用的抗癌科普知识。父母对我一贯的信任、支持与鼓励，也是我开始这个写作项目的动力。他们是这些文章的第一读者，并且经常向我反馈：“我们能读得懂，一定把自己的身体照顾好，将来也给你减轻负担。”这是亲子深情，长辈安康是子女们最大的心愿。我们彼此守望，努力捍卫健康。

然后，我要感谢我的爱人王沁悦。她是这个写作项目的坚定支持者。无数个周末，我都躲在房间里进行文献调研和写作，而她则是我的首席编辑。长期在科研一线的我，有时候会不自然地在写作中夹杂一些术语，造成读者理解上的困难。而拥有教育学硕士学位的她，总是能够提出中肯又实用的修改意见。

我也非常感谢清华大学出版社的李君老师和王华老师一直以来的关心。从写作一开始，两位老师就与我深入地讨论了本书的内容、框架、定位。其实，本书一开始的撰写原则是“科学性第一”。出版社的指导老师用自己丰富的经验和谆谆教诲，确保了本书是一本“靠谱、实用、有趣”的科普作品，能够给最广大的读者带来切实的好处。

丁香医生的编辑王雅萍是我的良师益友，我从和她的讨论中获益良多。在我的早期读者中，顾斌、孙佳伟、王立银、卢嘉睿、郑真都给了我很大的帮助，不厌其烦地提出修改意见。叶红梅、周佳，还有许多良师益友也为本书的内容框架提出了很多有价值的建议。我还要特别感谢我的博士导师对我的谆谆教诲，在香港大学攻读博士学位的这些年，我认为自己最大的收获就是掌握了科学的调研方法，养成了一丝不苟的“求是”精神，以及直面任何困难的勇气。

这本书也是站在巨人的肩膀上，许多著作都激励了我，它们包括悉达多·穆克吉的《众病之王·癌症传》、李治中博士的《癌症·真相》、吕桂泉教授的《癌症不可怕：30 年肿瘤诊治手记》、尤拉·比斯的《免疫》、保罗·卡拉尼什的《当呼吸化为空气》以及罗伯特·温柏格的《癌生物学》。此外，世界卫生组织、美国癌症研究所、美国癌症协会、英国癌症研究组织、梅奥诊所、美国国立卫生研究院也为本书提供了权威又丰富的研究资料，许多研究论文是通过香港大学图书馆获取的，在此一并致谢。

香港大学晨兴基金化学生物学实验室，是我开始涉足癌细胞成像与药物高通量筛选平台研究的地方。许磐卿基金会提供的香港大学许磐卿研究生科研奖，则鼓舞我进一步利用自己所学的知识回馈社会。

最后，感谢所有的热心读者，衷心希望所有的人都能从阅读本书中获益！